臨床アロマセラピー

実践例から学ぶプロの技

明治国際医療大学附属
統合医療センター長・教授　今西 二郎

ホリスティックケア
プロフェッショナルスクール学院長　相原 由花　著

一般社団法人統合医療評価認証機構理事／
明治国際医療大学非常勤講師　岸田 聡子

南山堂

序

　アロマセラピーという用語自体は，一般に広く普及し，今やアロマセラピーを語るのにいちいち注釈を付けなくてもよいくらいになっている．しかし，医療機関でのアロマセラピーというと，まだまだ浸透していないのが現状である．とくに医師の間では，アロマセラピーが補完医療の一つであるという認識は極めて低い．一方，看護領域や助産領域，さらに介護領域では，近年，アロマセラピーが取り入れられることが多くなってきている．

　元々，多くの看護師はアロマセラピーに興味を持っており，一部の看護師養成教育機関では，正規の課目として組み込まれている．そして，一定のレベル以上を習得したものには，アロマセラピストの資格を付与しているところもある．

　このように看護，助産領域でアロマセラピーが，いわば公認に近い形で普及し始めているのであるが，いざ看護師がアロマセラピーを看護領域に取り入れようとしても，多くの問題が立ちはだかる．そのうちでも，一番大きな問題は，患者のさまざまな症状や精神的苦悩などを目の前にして，具体的にどのようにアロマセラピーを施せばよいのかという戸惑いであろう．

　本書は，このような問題に即対処できるように，多くの実践例をあげ，分かりやすく具体的に解説することを目的としている．日常業務でよく遭遇する主な疾患や症状について23の症例を取り上げ，実践例を記述している．高齢者にまつわる諸疾患や症状，がん治療に伴う痛み，浮腫，スピリチュアルペイン，グリーフケア，日常みられる手足のむくみ，肩こり，腰痛，不眠，うつなどさまざまものがある．さらに本書では，アロマセラピーの基本事項，セルフケア，看護とアロマセラピーなど総論的なことも記述している．

　看護の場では，看護師自身で判断できる"療養上の世話"として，足浴，手浴，清拭，簡単なマッサージなどが実際に行われており，これらの行為にアロマセラピーを取り入れるのは，極めて理にかなっている．

　また，アロマセラピーは患者だけでなく，患者家族のためにも，さらには看護師のためのセルフケアとしても役に立つことはいうまでもない．

　本書が，アロマセラピーに関心を抱いている看護師，助産師，介護職の方々の座右の書となることを期待している．

　最後に，本書の刊行にあたりご尽力を賜った南山堂編集部の方々に深謝致します．

2019年2月

著者を代表して
今西 二郎

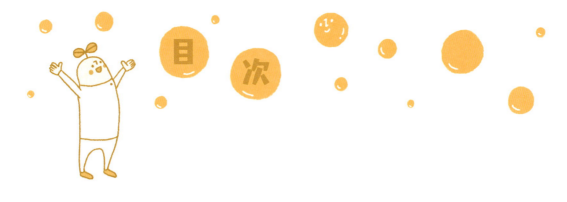

　　本書の読み方 ･･･ vi

第1章

おさえておきたいアロマセラピーの"知識"と"ノウハウ"

1　アロマセラピーとは ････････････････････････････････(今西 二郎) 2
2　エッセンシャルオイルとキャリアオイル ･･････････････(今西 二郎) 4
3　アロマセラピーの方法 ･･････････････････････････････(岸田 聡子) 17

第2章

実践例で学ぶプロの"ワザ"と"考え方"

（Case1〜11：岸田 聡子／Case12〜23：相原 由花）

Case1	むくみのないきれいな足になって，スカートを履きたい ･･･ 30
Case2	毎月つらくなる…… ･･････････････････････････････････ 35
Case3	臭いが気になって眠れない！ ････････････････････････ 41
Case4	赤ちゃんが欲しい ･･････････････････････････････････ 46
Case5	足の痛みを気にせず，もっと踊りたい ････････････････ 51
Case6	肩こりがひどくて ･･････････････････････････････････ 56
Case7	がんばり過ぎかしら？ ･･････････････････････････････ 61
Case8	出産が不安で…… ･･････････････････････････････････ 66
Case9	介護が大変 ･･････････････････････････････････････ 70
Case10	子育てに疲れた ･･････････････････････････････････ 74

Case11	運転のし過ぎで体がつらい．車に乗りたくない！	78
Case12	もうだめだ，リハビリやって何になるんだ	91
Case13	寝たきりにさせたくない	97
Case14	心じゃない！私はからだが痛いのよ	103
Case15	いやだ！と言えなくて食べられなくなった	109
Case16	免疫下がっても絶対に入院したくない	115
Case17	がんになっても家族を守りたい	120
Case18	子宮を失くしたら私でなくなってしまう	126
Case19	足がだるい，もう足を取ってくれ！	132
Case20	悲しみを隠して明るくふるまう妻	137
Case21	最愛の母を失った娘の悲しみ	144
Case22	忘れっぽくても怒りっぽくても大人の女性	151
Case23	自閉症児と心の距離が近づいた	156

Mini Lecture

セラピストのセルフケア ……………………………（岸田 聡子）82

看護とアロマセラピー ………………………………（相原 由花）162

索引 …………………………… 167

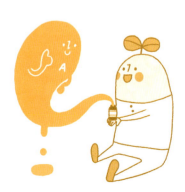

本書の読み方

患者さんとの会話

- **A** こんにちは．（自己紹介をする）**P** さん今日の体調はいかがですか？
- **P** いいわけない！（ベッド上で臥床しながら，眉間にしわを寄せている．発音が聞きとりにくい．）
- **A** （ゆっくりと確認しながら現在の状態を聞き）それはつら過ぎますね．先生からは特に肩と頭痛に困っているとお聞きしたのですが．
- **P** 痛い．……．
- **A** それじゃあ，眠れてないんじゃないですか．

> **A** はアロマセラピスト
> **P** は患者さん
> を示しています．

> かなりいらだちが強い．どうしようもない悔しさを抱えているんだな．

> 患者さんとの会話の中でセラピストが気づいたことを吹き出しで示しています．

アロマセラピーの実践

> アセスメントの内容をひと目で分かるようにイラストで示しました．

❇ ヘルスケアアセスメント

- 麻痺のため左半身の重みが支えられず，右肩から首にかけて痛みが強い．
- 左の上下肢に冷えがあり，むくみもみられる．
- 心肺機能が低下しているため，声が小さく，話すことにすら疲れを感じている．
- 舌に痛みがあり，涎が出る．食欲も低下している．
- 妻の前では気を張っているが，一人になるとベッドでふさぎ込み，1日寝て過ごすことが多い．

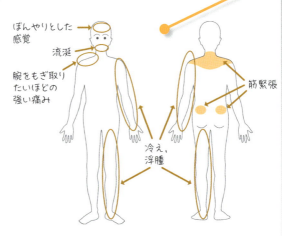

❋ アロマセラピーマッサージ

　患者が最も安楽な体位で行う．肩や背部に施術する場合，体位は健側を下にして側臥位（胸の前にクッションを置き，健側の手で患側の腕を抱え込むようにする．両下肢の間にもクッションを入れ，互いの足が接触しないようにする），または健側を下にした半腹臥位（体半分がクッションに乗りかかるようにする）で行う．背部を行ったら，次に仰臥位で上下肢腹部，胸部，顔，頭部を行う．上下肢とも健側から始め，必ず患側も行う．

気持ちが安らぐように顔や頭も行う．

左肩関節は動かさないように行う．

右肩上部，肩甲骨周辺部はニーディングも加えて，よく動かす．

睡眠を誘導するため，エフルラージを中心に行う．ゆっくりとくり返して．

> 具体的なマッサージの方法をイラストで分かりやすく示しました．
> 特に気をつけたいポイントは吹き出しで示しています．

本文中で **Point 1** と示した箇所は，最後に「チェックポイント」としてまとめて，詳しく解説しています．

❋ 今回のアロマオイルとレシピ

　脳梗塞特有の機能性障害，固有の体調障害や精神的不安定などにより，自身の体や心のコントロール感を喪失し，自信を失っている状態である．アロマセラピーマッサージで気持ちを落ち着かせ，多少の症状緩和が図れれば，治療やリハビリへの意欲も向上すると考える．

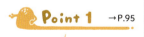 →P.95

 チェックポイント

Point 1

脳障害の場合，多くの身体的・精神的症状を一度に抱えてしまう．麻痺側の身体の重さで姿勢を保つことも難しく，また亜脱臼するな

第1章

おさえておきたいアロマセラピーの"知識"と"ノウハウ"

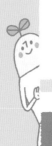

1　アロマセラピーとは

　アロマセラピーとは，芳香（フレグランス）を利用した補完・代替医療の一つで，具体的にはエッセンシャルオイル（精油）を用いた治療法である[1]．

　香りがヒトの生理機能や各種病態に影響することは，古くより知られてきた．実際，昔は，正当な治療法の一つとしてみなされていた．すなわち，香りやエッセンシャルオイルが，古くより医療その他の領域で応用されてきている．例えば，エジプトでは，5000年前には，ミイラの保存や化粧品，香水，媚薬（惚れ薬）などに用いられていた[2]し，旧約聖書や新約聖書で数百というエッセンシャルオイルについての記載もある[3]．そこではエッセンシャルオイルが精神的，霊的，あるいは肉体的な癒しのために用いられていたと推測できる．エッセンシャルオイルは，古代の医学からギリシア医学，アラブ伝統医学（ユナニ）において，エッセンシャルオイルがよく利用されていたし，その抽出法も飛躍的に発展した．やがて，現代のアロマセラピーの原型ともいうべきものが，ヨーロッパに導入され，エッセンシャルオイルのもつ抗微生物作用や鎮静作用などを利用して，感染症やその他多くの疾患の治療に用いられた．

　1900年前半になって，フランスのガットフォセ（Gattefossé）が，アロマセラピー（aromatherapy），フランス語ではアロマテラピー（aromathérapie）という言葉をつくり，現代のアロマセラピーが始まったのである．

　アロマセラピーは，大きくメディカル・アロマセラピーとエステティック・アロマセラピーの2つに分けることができる[3]．エステティック・アロマセラピーは，美容，リラクセーションを目的としたものである．これに対して，メディカル・アロマセラピーは医療の領域で用いられ，病気の予防や治療，症状の軽減を目的としている．メディカル・アロマセラピーは，さらに看護領域，介護領域など広く応用されている．

　メディカル・アロマセラピーは，ほとんどすべての臨床各科にわたっている．というのは，アロマセラピーで用いるエッセンシャルオイルの主な薬理作用として，抗不安作用，鎮静作用，覚醒作用，強壮作用，鎮痛作用，抗炎症作用，抗菌作用，抗ウイルス作用，抗真菌作用，性ホルモン作用，ステロイド様作用など，さまざまなものがある．これらのことから，アロマセラピーが適用となる疾患や症状の範囲は広い．特に肩こり，腰痛，関節痛，筋肉痛などの疼痛を伴う疾患，かぜなどの呼吸器疾患，花粉症などのアレルギー疾患，アトピー性皮膚炎，その他接触皮膚炎などの皮膚疾患，妊娠中や出産時での使用，月経困難症，月経前緊張症，更年期障害，さまざまな心身症，不眠症，パニック障害な

どの精神疾患，高血圧，糖尿病，肥満症などのさまざまな生活習慣病に伴う諸症状，時差ぼけなどのリズム障害，便秘，食欲不振などを含む胃腸障害など，さまざまな症状や疾患に，アロマセラピーが用いられている．

　さらに，看護の現場では，アロマセラピーは極めて有用である．すなわち，アロマセラピーは，患者自身はいうまでもなく，患者家族も含めて，ストレスや不安軽減，緊張緩和，疲労回復などを図っていける．それ以外にも，積極的にいろいろな症状の緩和の手助けをすることができる．例えば，清拭や芳香浴，足浴，手浴などを利用して，痛みの軽減，むくみの治療，褥創のケアなど，さまざまな症状を軽減することができる．

　また，アロマセラピーによって病室内の環境改善も図ることができる．すなわち，病院特有の臭いなどを，アロマセラピーによって取り除いたり，患者が快適な病院生活を送れるようにしたりすることができる．また，患者だけでなく，医療者と患者，あるいは家族との間のコミュニケーションの促進を図ったりすることもできる．

引用文献

1) 今西二郎：メディカル・アロマセラピー，改訂3版，金芳堂，2015．
2) ジェーン・バックル：クリニカル，アロマテラピー ―よりよい看護をめざして，今西二郎ほか 訳，フレグランスジャーナル社，2000．
3) Robins, JLW：The science and art of aromatherapy. J Holistic Nursing, 17：5-17, 1999.

（今西 二郎）

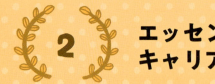

2 エッセンシャルオイルとキャリアオイル

　エッセンシャルオイルとは，さまざまな芳香植物から抽出された100％天然の油状成分で，精油ともいう．芳香性植物の全草，花，草，根や種子などから得られ，比較的沸点の低い低分子量の非水溶性の混合物である．

エッセンシャルオイルの成分[1]

　1つのエッセンシャルオイルには，数10から数100の成分が含まれている．それらの成分の種類，量，構成により，それぞれのエッセンシャルオイルの効能が推測できる．したがって，アロマセラピーを実施する上で，エッセンシャルオイルがどのような成分を含んでいるかを知っておくことは，非常に重要なことである．

　エッセンシャルオイルの基本構造として，炭素原子5個からできているイソプレン（図1）が含まれている[1]．イソプレンは，2個集まって鎖状（非環式）あるいは環状の分子ができるが，これをモノテルペンという．3個のイソプレンが集まったものはセスキテルペン，4個集まったものは，ジテルペンという．エッセンシャルオイルに含まれているのは，モノテルペンか，セスキテルペンが多い（表1）．

　また，エッセンシャルオイル中には，これらのテルペン類に，さまざまな官能基（アルコール，フェノール，フェノールエーテル，アルデヒド，ケトン，エステル，ラクトン，クマリン，オキサイド，エーテルなど）が結合した化合物も多くある（表2）．

❶ モノテルペン

　モノテルペンは一般に，抗菌作用，抗ウイルス作用，利尿作用，免疫活性化作用などを示す．

　非環式モノテルペンとしては，ミルセン，オシメンなど，環式モノテルペンとしては，d-リモネン，テルピノレン，テルピネンなどが代表である．

　その他，カンフェンやフェランドレンなどがある．

❷ セスキテルペン

　セスキテルペンは，抗炎症作用，抗菌作用，抗ウイルス作用，抗アレルギー作用，体温低下，鎮静作用，鎮痛作用などを示す．カマズレン，カリオフィレン，ファルネセン，ビサボレンなどがある．

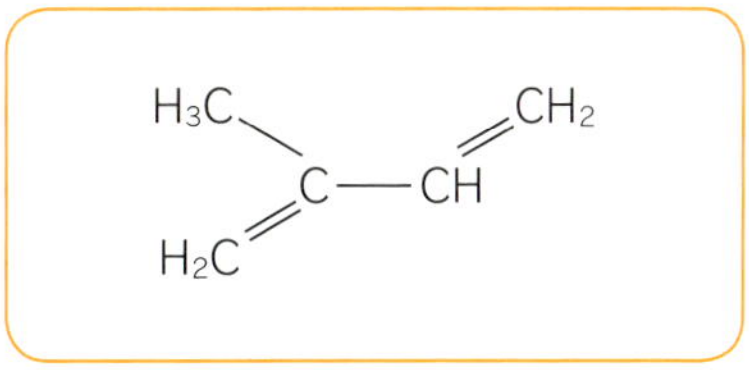

図1 イソプレンの構造

表1　エッセンシャルオイルの成分（テルペン類）

種類	成分名	芳香植物
モノテルペン	カンフェン	シトロネラ，ネロリ，ジンジャー
	フェランドレン	ユーカリ・ラジアータ，フェンネル
	ピネン	ローズマリー，バジル，ローズ，パイン，シダーウッド，バルサム・モミ，グレープフルーツ，ヒソップ，ジュニパー，レモン，ライム，マンダリン，マートル，ネロリ，ノツメグ
	ミルセン	レモングラス
	αリモネン	ディル，柑橘系
セスキテルペン	カリオフィレン	イランイラン，真正ラベンダー，マジョラム・スイート，ローズマリー
	カマズレン	カモミール・ジャーマン，フランキンセンス，レモン，パチュリー
	ファルネセン	ジンジャー
	ビサボレン	ブラックペッパー

❸ アルコール類

　テルペン類にアルコール基（－OH）の付いたもので，モノテルペンにアルコール基の付いたモノテルペノールとセスキテルペンにアルコール基の付いたセスキテルペノールが知られている．

　アルコール類は精油成分の中で最も薬理学的に重要で，毒性が低く，その香りは一般によく好まれる．皮膚に対する刺激性も少ないことから，小児や高齢者にも安全に使用できる．

　モノテルペノールにはゲラニオール，リナロール，ネロール，シトロネロール，メントール，テルピネオール，テルピネン－4－オールなどがある．一般に，抗感染作用，抗ウイルス作用，抗菌作用，免疫活性化作用，強壮作用，精神高揚作用，温感作用などを示す．

　セスキテルペノールは，ファルネゾール，ビサボロール，α-サンタロールなどがあり，抗菌作用，抗炎症作用，免疫活性化作用，強壮作用を示す．

　また，ジテルペンにアルコール基が結合したものとして，スクラレオールがあるが，これは，ヒトステロイドホルモンによく似た構造をしており，内分泌系のバランスを調整するといわれている．

表2　エッセンシャルオイルの成分（官能基を有する化合物）

種類	成分名	芳香植物
アルコール類	ゲラニオール	パルマローザ
	リナロール	真正ラベンダー，ネロリ，タイム
	シトロネロール	レモンガム
	メントール	ペパーミント
	ネロール	ベルガモット，ネロリ，プチグレン
	ファルネゾール	カモミール・ジャーマン，ローズ，パルマローザ，イランイラン
	テルピネオール	ベルガモット，ネロリ，ゼラニウム，マジョラム・スイート
	テルピネン-4-オール	ティートリー
フェノール類	チモール	タイム
	オイゲノール	クローブ，シナモン
	カルバクロール	オレガノ，ウィンターセーボリー
	アネトール	スターアニス
アルデヒド類	シトラール	レモンバーム，レモングラス，ゼラニウム
	シトロネラール	レモングラス，シトロネラ，レモンユーカリ，メリッサ
	ゲラニアール	レモンガム
	ネラール	バーベナ
エステル類	酢酸リナリル	クラリセージ，ベルガモット，真正ラベンダー
	酢酸ゲラニル	マジョラム・スイート
	アンゲリックエステル	カモミール・ローマン
	チグリックエステル	カモミール・ローマン
ケトン類	ジャスモン	ジャスミン
	フェンション	フェンネル
	メントン	ゼラニウム，ペパーミント
	β-ダマセロン	ローズ
	カンファー	ローズマリー，ラバンジン，セージ，スパイク・ラベンダー
オキサイド類	シネオール	ユーカリ，ブルーガム，ローズマリー，ベイローレル
	アスカリドール	アメリカアリタソウ
ラクトン類	アラントラクトン，フタリド	エレキャンペーン
クマリン類	フラノクマリン，ベルガプテン	ベルガモット，レモン，フェンネル
	ケリン	ケーラ
	ビスナギン	ケーラ

❹ フェノール類

フェノールはベンゼン核にアルコール基の付いたものである．フェノールの特性から，抗菌作用，抗寄生虫作用，免疫活性化作用，神経系活性化作用，抗炎症作用，止痢作用などを示す．一般に，皮膚粘膜に刺激性があるので，取り扱いに注意する必要がある．

❺ フェノールエーテル類

フェノールエーテルは，フェノールのアルコール基にさらにアルキル基やアリル基で置換されたもので，フェノールに似た性質を示す．一般にフェノールより作用が強く，場合によっては，神経毒性を示すものもある．そのようなことから，低濃度での短期使用に限定することと表示されていることがある．アネトール，サフロール，メチルカビコールなどがある．

メチルカビコールはバジル，フェンネル，タラゴンに含まれている．高用量で発がん性があるとするデータもあるので注意が必要である．

❻ アルデヒド類

アルデヒド類は，－CHOの官能基を有しており，一般に，非常に強い香りをもっている．不安定で時間とともにアルデヒドの構造が酸化されやすいので，アルデヒド含量の多い精油の保存には注意する必要がある．アルデヒドは酸化されると，一般にカルボン酸と呼ばれる有機酸になる．

アルデヒドの一般的な薬理作用としては，精神安定，鎮静作用，抗炎症作用，抗菌作用，抗真菌作用，強壮作用，血管拡張作用，降圧作用などである．

代表的なものとして，シトラール，シトロネラール，ゲラニアール（αシトラール），桂皮アルデヒド，ネラール（βシトラール）などが知られている．

❼ エステル類

エステルは，酸とアルコールの結合した化合物で，一般に，抗けいれん作用，鎮静作用，抗真菌作用，抗炎症作用などがある．毒性は低く，安全に使用できる．代表的なものとして，酢酸リナリル，酢酸ゲナリル，アンゲリックエステル，チグリックエステルなどが知られている．

❽ ケトン類

ケトンはカルボニル基をもつ化合物である．ケトンが含まれている精油は少なく，芳香族ケトンはまれである．ケトンは一般に毒性を有しているものが多く，2％以下の濃度まで希釈して用いる．さらに，長期にわたって使用しないなどの注意が必要である．主なケ

トン類には，ジャスモン，フェンション，メントン，カンファー，β-ダマセロンなどがある．一般に，瘢痕形成促進，粘液溶解作用，鎮静作用，鎮痛作用，消化作用などを示す．

❾ オキサイド類

オキサイドは環状構造中に酸素原子をもつ物質である．一般に，オキサイドは皮膚刺激性をもち，フェノールと同様に作用するので，2％を超える濃度で使用してはならない．薬理作用として，去痰作用，粘液排出，粘液活性化，粘液溶解作用，精神高揚作用などがある．主なオキサイド類に，1,8-シネオール，アスカリドールなどがある．

❿ ラクトン類，クマリン類

ラクトンはエステル結合が炭素原子の環状構造の一部になっているものである．クマリンはラクトンの一種と考えられる．精油に含まれている量は少ない．一般に，精神高揚作用，粘液溶解作用などがある．

ベルガプテンはフロクマリンの一種であり，柑橘系の精油に多く含まれている．ベルガプテンは光毒性や発がん性のあることも知られているので，使用には十分注意する必要がある．

抽出法，分析法，規格

エッセンシャルオイルは，さまざまな方法で抽出される[2]．主なものに水蒸気蒸留法，圧搾法，液化炭酸ガスによる抽出，フィトニックス，冷浸法などがある．

❶ 水蒸気蒸留法

エッセンシャルオイルの抽出法として最も広く用いられているのが水蒸気蒸留法である．水蒸気を芳香植物材料に通すことにより，芳香性成分を水と共沸させて分離する方法である（図2）．水蒸気蒸留法の特徴として，比較的沸点の高い成分まで抽出できること，熱による成分の変化が少ないなどの利点があるが，揮発性の高い成分を逃してしまう欠点もある．

水蒸気蒸留で回収効率が低い場合は，何回か水蒸気蒸留をくり返すことがある．最初に抽出されたエッセンシャルオイルをエクストラという．2回目以降の抽出では，揮発性の低い成分の含有割合が増加する．したがって，エクストラではトップノートの成分が極めて多い．

また，エッセンシャルオイルの成分が水蒸気蒸留の過程で変化することがある．すなわち，エッセンシャルオイルの成分は，グルコースなどの不揮発性の糖とアグリコンと呼

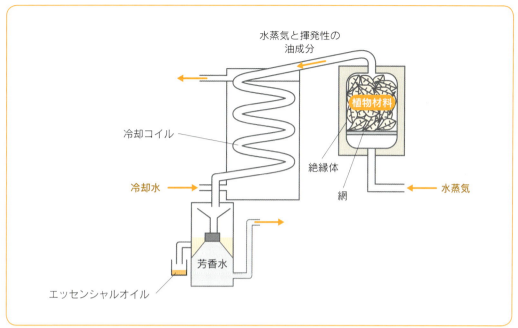

図2　水蒸気蒸留法

ばれるアルコールやフェノールなどに加水分解される[3]．アグリコンから分離して新たに出現してくる芳香成分として「ローズアルコール」の成分であるゲラニオールやシトロネロール，またリナロールやシトラールの2種の異性体であるネラールとゲラニアールなどがある．

このようなことから，水蒸気蒸留法で得られたエッセンシャルオイルの成分は完全な天然物ではなく，蒸留法を行う過程で新たに生じたものも含まれていることがある．その例として，カモミール・ジャーマンに含まれているマトリシンから，水蒸気蒸留によって特徴的な青色成分であるカマズレンが生成することが挙げられる．

❷ 圧搾法

圧搾法は，一般に柑橘類の果皮からエッセンシャルオイルの抽出をする場合に用いられる．機械や手で，果皮を圧迫することにより，果皮中の油室に蓄えられているオイルを分離する方法である．圧搾法は，モノテルペンなどの揮発性の高いトップノートの成分の抽出に適している．圧搾法では，エッセンシャルオイルの成分の代謝に関係している酵素まで同時に回収されるので，エッセンシャルオイルの成分は酵素による酸化や加水分解反応を受ける可能性がある．したがって，圧搾法で抽出されたエッセンシャルオイルを保存する場合，酸化を最小限に抑えるようにしなければならない．

❸ 超臨界流体抽出法

　一般に，気体を低温にするか，高圧をかけて圧縮すると液体に変化するが，ある一定温度以上だと，いくら高圧をかけても液体になることはない．この状態が超臨界状態で，液体でも気体でもない特殊な状態といえる．炭酸ガスの場合，33℃以上で高圧をかけると超臨界状態になる．超臨界状態では，有機分子に対して優れた溶解性を示すので，このような性質を利用してエッセンシャルオイルを抽出することができる．これが超臨界流体抽出法である．

　この抽出法の特徴として，炭酸ガスを用いるため，溶剤などの残留の心配はないこと，得られたエッセンシャルオイルは，生きた植物に最も近い成分を保持していること，中でも，トップノートの成分がよく保たれていることが挙げられる．

❹ その他の抽出法

　フィトニックス法は，沸点−30℃の溶剤を用いた抽出法である．高温による損傷を受けないといった利点がある．また，酸性でもアルカリ性でもないので成分変化が少ないといえる．

　冷浸法は，アンフルラージュ（Enfleurage）ともいう．脂肪あるいはオイルの上に置いておくと，時間とともに，エッセンシャルオイルの成分が脂肪あるいはオイルに吸収される．その後，アルコールで抽出，精製する．多くの成分が取れるという利点がある．

❺ エッセンシャルオイルの分析，品質管理

　エッセンシャルオイルは，旋光性，比重，屈折率などの物理学的性質を測定したり，さらに化学的手法としてガスクロマトグラフィ，質量分析，赤外分光法などを用いて分析する[4]．

　ガスクロマトグラフィはエッセンシャルオイルの成分分析で最もよく用いられる方法で，質量分析を組み合わせることによって，物質を同定したり，定量することができる．

　赤外分光法により，有機化合物中の官能基の同定を行うことができる．このような方法で，エッセンシャルオイルの成分の同定と定量を行い，品質管理を行っていく．

　アロマセラピーで使うエッセンシャルオイルは，一般に雑貨として扱われるが，医療行為として行う限りは，医薬品に準じた品質管理が理想的である．しかし，現在のところ，わが国ではエッセンシャルオイルに対する規格などは定まっていない．

　エッセンシャルオイルは多くの成分を含んでおり，規格は通常主成分のそれぞれの許容範囲を挙げたリストを作成することで行われる．規格に適合しているかどうかの評価はガスクロマトグラフィ，質量分析で行われることが多い．

❻ ケモタイプ・エッセンシャルオイル[5]

　同じ種の芳香植物であっても，栽培条件（土壌の質，地域，天候，使用した肥料など）により，エッセンシャルオイルの含有成分が異なることがあり，ケモタイプ・エッセンシャルオイルという．

　よく知られているものにタイムやローズマリーがある．タイムには，タイム・チモール，タイム・カルバクロール，タイム・シネオール，タイム・ゲラニオール，タイム・リナロール，タイム・テルピネオール，タイム・ツヤノールの7つのケモタイプがある．ローズマリーでは，ローズマリー・カンファー，ローズマリー・ベルベノン，ローズマリー・シネオールのケモタイプが知られている．

　その他，バジルには，バジル・メチルカビコール，バジル・リナロールがある．さらに，タラゴン，セージ，バレリアン，メリッサなどにもケモタイプがある．

エッセンシャルオイルの薬理効果[6]

　エッセンシャルオイルの薬理作用は，主に❶嗅覚経路，❷経皮吸収，❸呼吸器系の3つの経路を通じて発揮される．以下これらについて簡単に説明する．

❶ 嗅覚経路

　エッセンシャルオイルの香り成分は，鼻から鼻腔の奥にある嗅部に達する．香り情報は，嗅部から頭蓋内の嗅球，次いで大脳辺縁系に達する．さらに，大脳辺縁系から視床下部に香りの情報が伝えられる．視床下部は，自律神経系や内分泌系を支配している．エッセンシャルオイルの香り成分の種類や量により，交感神経系か副交感神経系かに作用するので，香りを嗅ぐことにより，中枢神経の刺激（緊張）やその反対のリラクセーションが起こることになる．エッセンシャルオイルの香りを嗅ぐと，嗅覚と感覚認知だけでなく，自律神経系，内分泌系，免疫系などに影響を与え，全身の生理機能の恒常性（ホメオスターシス）維持を図ることができる．

❷ 経皮吸収

　エッセンシャルオイルの成分は，皮膚の皮下組織の大部分を占める脂肪組織中に存在する毛細血管および，毛嚢やアポクリン腺，エクリン腺の開口部から吸収される．毛嚢部の皮脂腺から出る遊離脂肪酸は，エッセンシャルオイルの成分となじみやすいので，毛嚢部が豊富な頭皮では，エッセンシャルオイルの吸収がよい．一方，手のひらや，足の裏には毛嚢はないので，経皮吸収速度は低い．

　表皮の角質層が厚いとエッセンシャルオイルの吸収速度は低下する．したがって，角質

❸ 呼吸器系，その他からの吸収

芳香浴やエッセンシャルオイルの吸入により，エッセンシャルオイルの成分は鼻腔，咽頭，喉頭，気管，気管支の粘膜からも吸収される．

エッセンシャルオイルの成分が肺胞内に達すると，肺胞内で行われるガス交換と同じ機構で，肺胞から毛細血管に入り，肺循環をへて体循環へと移行する．

エッセンシャルオイルの副作用，使用上の注意

❶ 副作用：皮膚の障害

エッセンシャルオイルの副作用として，皮膚の障害（接触皮膚炎）があり，これには，刺激性接触皮膚炎，アレルギー性接触皮膚炎，光接触皮膚炎，色素沈着型接触皮膚炎の4つが知られている．

刺激性接触皮膚炎は，エッセンシャルオイルの皮膚への塗布により，ヒリヒリ感や発赤などの症状が出てくるもので，かゆみがないのが特徴である．敏感肌，乾燥肌，垢すり後の肌などで起こりやすい．原液をそのまま皮膚に塗布すると，皮膚の刺激を起こすものがいくつか知られている．特に柑橘系のものが要注意である．その他，シナモンやクローブなども皮膚の刺激を起こすことが知られている．接触皮膚炎を起こしやすい成分を**表3**に示しておく[7]．

アレルギー性接触皮膚炎は，アレルギー反応によって起こってくるものである．これには，15分前後で起こってくる即時型アレルギーと，48時間後位に起こってくる遅延型アレルギーがある．かゆみの強いのが特徴で，腫脹や小水疱が生じることもある．アレル

表3　接触皮膚炎が懸念されるエッセンシャルオイル成分[8]

エッセンシャルオイル成分の分類	成　分
アルデヒド類(皮膚刺激)	シトロネラール，ゲラニアール，ネラール，シトラール
ラクトン類(光毒性，皮膚刺激)	ベルガプテン(5-メトキシソラーレン)，クマリン
オキサイド類(皮膚刺激)	1,8-シネオール
フェノール類(皮膚刺激)	チモール，カルバクロール，オイゲノール，サフロール
エーテル類(皮膚刺激)	アネトール
テルペン系炭化水素類(皮膚刺激，光毒性)	リモネン，ピネン，テルピネン
モノテルペンアルコール(皮膚刺激)	メントール

ギーを起こしやすいものとしては，ラベンダー，クローブ，シナモン，ミント，ローズマリー，バーベナ，レモングラス，ティートリー，柑橘系のエッセンシャルオイルなどがあり，エッセンシャルオイルの成分としては，リモネン，ピネン，メントールなどが挙げられる[7]．

　光接触皮膚炎は，エッセンシャルオイル中の成分と皮膚，紫外線の間で起こってくる反応である．エッセンシャルオイルを皮膚に塗布し，人工太陽光あるいは自然な日光にさらすことによって起こる．この場合，紅斑が生じ，やがて皮膚の色素沈着から重篤な浮腫を伴う火傷のような症状を起こしてくる．光線過敏症を導く最も一般的な成分として，フロクマリンが知られている．これには，レモンなどに含まれるオキシプーセダニン，ベルガプテンなどが関与していると考えられている．したがって，柑橘系（ベルガモット，レモン，ビターオレンジなど）のエッセンシャルオイルを使う場合は，特に注意が必要である[7]．

　色素沈着型接触皮膚炎は，リール黒皮症とも呼ばれ，慢性的な皮膚刺激により色素沈着を起こすのを特徴とする．かゆみなどの炎症症状はない．

❷ ラベル，グレード，保管などの注意事項

　エッセンシャルオイルのボトルのラベルには，以下のような項目が記載されているので，使用前には，これらの内容を十分確認することが大切である．それらの項目としては，芳香植物の名前，その学名，原産国，無農薬有機栽培であることの表示，着色料・保存料無添加の100％天然オイルであることの記述，エッセンシャルオイルの用量，ロット番号，使用期限などである（図3）．

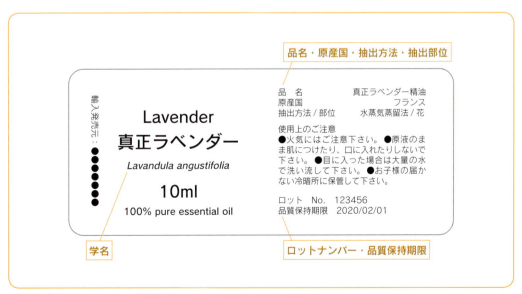

図3　オイルのラベルの記載例

エッセンシャルオイルの成分は変質しやすいので，保管には細心の注意を払わなければならない．変質を防ぐために，色つきガラス瓶に入れ，常に密栓しておく．また，冷暗所に保存しておく．すべての瓶に，エッセンシャルオイルの購入日付，もし，患者用に決められているなら，患者の氏名，カルテ番号などを記載しておく．

さらに，いろいろな事故に対する処置なども知っておく必要がある．

皮膚に刺激性のあるエッセンシャルオイルがついた場合は，キャリアオイルでいったん希釈し，その後，無香料の石鹸と水でその部分を洗って，乾かす．炎症が起こっている場合は，皮膚科に受診する．

エッセンシャルオイルが目に入った場合は，オイル分であるので，いきなり水で洗浄するのではなく，ミルクあるいはキャリアオイルなどで目を洗浄し，それから水で洗浄する．その後，眼科に受診する．

5 mL 以上のエッセンシャルオイルを誤飲した場合，ミルクを飲ませた後，医師に診せる．5 mL 以上の量が体内に入った場合は，毒物として治療を行っていく．

❸ エッセンシャルオイルの選び方

エッセンシャルオイルのグレードには，①インダストリアルグレード，②100％ピュア＆ナチュラルグレード，③オーガニックグレードの3つがある．

インダストリアルグレードは，産業用で，合成香料が含まれていたり，完全精製ができず，不純物が混在したりしていることもある．このグレードのものは，アロマセラピーには使用しない．

100％ピュア＆ナチュラルグレードは，合成香料のまったく含まれていないエッセンシャルオイルである．しかし，残留農薬の保証はなく，アロマセラピーには使用しない．

オーガニックグレードは，有機栽培で育成された芳香植物から得られたエッセンシャルオイルで，残留農薬は含まれていない．有機栽培で育成されたことの証明として，ヨーロッパでは ECOCERT の認証がある．アロマセラピーで用いるのは，このグレードのものが望ましい．

❹ 主なエッセンシャルオイル

一般によく使われるエッセンシャルオイルの種類，学名，抽出に用いる植物の部分，抽出法，主な成分，薬理作用，効果の期待できる症状については**付表1**(p.24)に示す．

キャリアオイル

❶ 脂質の構造，脂肪酸の種類

　エッセンシャルオイルを皮膚に塗布したり，マッサージを行う時，エッセンシャルオイルの原液を皮膚に塗布することは，原則としてできないので，エッセンシャルオイルを希釈して用いなければならない．希釈に用いるのは，キャリアオイルという植物性オイルであり，ベースオイルと言われることもある．

　オイル（脂質）は，トリグリセリドといい，グリセリン（グリセロール）に3つの脂肪酸が結合した化合物である（図4）．それぞれに結合する脂肪酸は，同じものでも，異なったものでもよい．結合する脂肪酸の特性により，脂質の性質が異なってくる．

　脂肪酸は，有機酸の1つで，炭素原子（C）が鎖状に長くつながった構造をしている（図5）．炭素同士の一重結合だけでできているのを飽和脂肪酸，炭素同士の結合部分に2重結合を含んでいるのを不飽和脂肪酸という．二重結合の数により，1価（モノ）不飽和脂肪酸，2価不飽和脂肪酸，3価不飽和脂肪酸…という．そして，2価以上を多価（ポリ）不飽和脂肪酸という．一般に，一重結合よりも二重結合の方が不安定で，化学反応を受けやすく，酸化されやすい．また，二重結合が多いほど，軽い感触になるといわれている．

　飽和脂肪酸は，一般に酸化されにくく，粘性が高い．代表的なものに，パルミチン酸，ステアリン酸がある．これに対して，不飽和脂肪酸は酸化されやすく，表4のようなものがある．

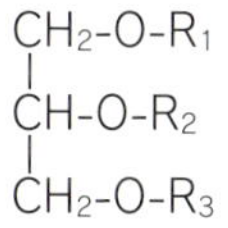

図4　トリグリセリドの構造
R_1，R_2，R_3：脂肪酸

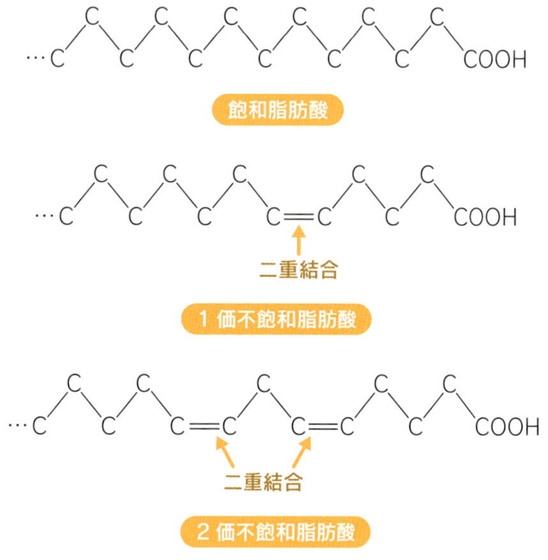

図5　脂肪酸の構造

表4　不飽和脂肪酸を多く含む植物油

価	脂肪酸の種類	植物油の種類
1価	オレイン酸系	アプリコットカーネルオイル，アボカドオイル，オリーブオイル，スイートアーモンドオイル，椿油，ヘーゼルナッツオイル，マカダミアナッツオイル
2価	リノール酸系	グレープシードオイル，小麦胚芽油，サンフラワーオイル，ベニバナ油
3価	α-リノレン酸系	亜麻仁油，ヘンプシードオイル
	γ-リノレン酸系	月見草油，ボリジオイル

❷ キャリアオイルの取り扱い

　アロマセラピーに用いるキャリアオイルとしては，無農薬のもので，着色料，保存料など添加物が入っていないものを選ぶ．キャリアオイルの取り扱い上の注意としては，遮光ビンに入れたもの使用し，保管は冷暗所で行う．また，ラベルの使用期限に注意し，それまでに使い切る．特に開栓後は，不飽和脂肪酸を多く含有しているキャリアオイルは酸化しやすいので，できるだけ早く使い切るようにする．

❸ 主なキャリアオイル[8]

　アロマセラピーでよく使用されるキャリアオイルは**付表2**（p.28）に示す．

引用文献

1) E. ジョイ・ボウルズ：アロマテラピーを学ぶためのやさしい精油化学．フレグランスジャーナル社，2002.
2) ジェーン・バックル：クリニカル，アロマテラピー――よりよい看護をめざして，今西二郎ほか訳，フレグランスジャーナル社，2000.
3) デイビッド・G．ウィリアムズ：精油の化学．フレグランスジャーナル社，2000.
4) スー・クラーク：アロマテラピー，精油のなかの分子の素顔――安全に楽しむための基礎化学．じほう，2004.
5) シャーリー・プライスほか：プロフェッショナルのためのアロマテラピー第3版，フレグランスジャーナル社，2009.
6) 今西二郎：メディカル・アロマセラピー，改訂3版，金芳堂，2015.
7) 漆畑修ほか：アロマセラピストが聞く　第4回　皮膚は体内環境の刺激から身体を守っている．Japan Aromatherapy，35：54-57，2005.
8) レン・プライスほか：アロマセラピーとマッサージのためのキャリアオイル事典．東京堂出版，2003.

（今西 二郎）

3 アロマセラピーの方法

　アロマセラピーは，さまざまな方法で取り入れることができる．芳香浴，吸入，全身浴や部分浴，塗布，清拭，シップ，内服やうがい，マッサージなどがある．それぞれの方法について簡単に説明していく．

芳香浴

　空気中にエッセンシャルオイルの香りを漂わせ，その香りを嗅ぐことによって，アロマセラピーの効果を得る方法である．使用するエッセンシャルオイルによって，リラクセーション効果をもたらしたり，神経を集中させたりすることができる．また，エッセンシャルオイルの成分が直接鼻粘膜から体内に吸入されることにより，全身にエッセンシャルオイルの成分が循環し，その薬理効果を期待することもできる．

　アロマセラピーの中で最も手軽な芳香浴であるが，人の出入りが多い場所などで使用する場合は，軽く香らせる程度にした方がよい．また，長く楽しむ場合は，換気を忘れないようにする必要がある．

　最も簡単な芳香浴は，ティッシュペーパーやコットン，ハンカチなどに直接エッセンシャルオイルを2〜3滴垂らし，香りを嗅ぐ方法である．手軽で安全に取り入れられるので，外出先やオフィスでも香りを楽しむことができる．

　また，お湯を入れたマグカップにエッセンシャルオイルを垂らすと，より揮発しやすく，香りが強くなり，芳香浴の効果が高まる．

　より効率を高めるため，アロマライトを用いる方法もある．電球の熱でエッセンシャルオイルを揮発させる．火を使わないため，温度が高くなり過ぎず安全に用いることができる．

　さらに広い部屋では，拡散力が高いアロマディフューザー（芳香拡散器）を用いるとよい．これはエッセンシャルオイルを噴霧状にし，部屋中に香りを満たすものであり，広い空間でも十分に香り立つのが特徴である．家庭用や業務用など，さまざまな種類が市販されている．

　電気を使わない方法では，素焼きでできたテラコッタやルームスプレーを利用する方法がある．エッセンシャルオイルを直接テラコッタに数滴垂らし，部屋の中に置いておく．テラコッタはエッセンシャルオイルの吸収性が高いため，広い部屋でなければこれを置いておくだけで十分に香りを楽しむことができる．ルームスプレーは，市販の製品もあるが，

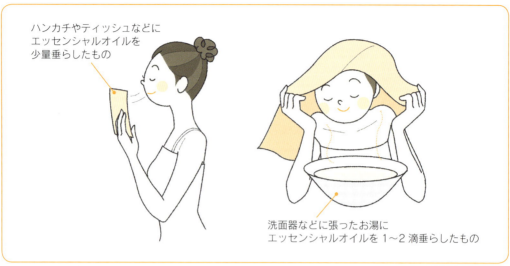

ハンカチやティッシュなどに
エッセンシャルオイルを
少量垂らしたもの

洗面器などに張ったお湯に
エッセンシャルオイルを1〜2滴垂らしたもの

図6　吸入の方法

エッセンシャルオイルと無水エタノール，精製水をブレンドすることで簡単にオリジナルのスプレーを作成することもできる．

吸入

　芳香浴よりも，より多くの芳香成分を体内に取り入れる方法である．ハンカチやティッシュなどにエッセンシャルオイルを少量垂らし，鼻を近づけて香りを深く吸い込む．即効性があり，緊張しているとき，不安が強いときなどに役立つ．さらに深く吸入したい場合は，洗面器にお湯を張り，エッセンシャルオイルを1〜2滴垂らし，その蒸気を吸い込む方法がある．この場合は，顔を水面から15 cm以上離し，上からバスタオルをかぶり，目を閉じて行う（図6）．非常に濃厚な蒸気を吸い込むため，長い時間行わないよう注意が必要である．喉の不快感があるときや，かぜのひき始めなどに行うのも効果的である．濃縮されたエッセンシャルオイルを吸入することにより，気管支のけいれんが引き起こされることがあるため，喘息患者への使用は控える方が無難である．

アロマバス

　エッセンシャルオイルを湯船のお湯に入れて，体や手足を浸ける方法である．全身浴，半身浴，体の一部をお湯に浸す部分浴がある．
　アロマバスを行うときは，エッセンシャルオイルの原液が直接皮膚に触れないよう注意しなければならない．そのため，基剤を用いてエッセンシャルオイルを溶かして用いる必

要がある．基剤として最も手軽なものは，専用のバスオイルである．バスオイル5〜10 mLに数滴のエッセンシャルオイルを加え，それをお湯に入れるだけですぐに使うことができる．

他に基剤としては，無水エタノールや天然塩などがあるが，エッセンシャルオイルによっては完全にお湯と溶け合わない場合もある．

肩まで浸かる全身浴や，みぞおちまで浸かる半身浴は，ぬるめのお湯（約38℃）に30〜40分ぐらいかけてゆっくり浸かるのが効果的である．全身浴でのぼせやすい体質の人は，半身浴が適している．その場合は，冬は肩が冷えるため，タオルをかけたり，お湯を時々かけたりして冷えを防ぐとよい．

手浴，足浴などの部分浴は，やや温かめのお湯（約40℃）で5〜10分浸けるのがよいとされている．手浴は，両手を15分ぐらいお湯に浸ける．肩こり，首の痛み，冷え，しもやけ，緊張緩和などに用いる．足浴は，専用の足浴器を用いる場合と，深めのバケツにお湯を張って足を浸ける方法がある．足のむくみや疲労回復に有効である．

座浴は，バスタブに10 cmぐらいのお湯を張り，5〜10分，下半身だけ浸かる方法である．便秘や月経不順，膀胱炎，痔などの症状改善に役立つ．

塗布

エッセンシャルオイルを，植物油や軟膏，精製ワセリン，ゲル，クリームなどの基剤に希釈して塗布する方法である．エッセンシャルオイルの濃度は，1〜2％が普通であり，最大でも5％以下で用いる．

皮膚のさまざまな炎症，乾燥症や瘙痒症などに用いる．また，デコルテに塗布し，喘息などの呼吸器疾患の治療に用いることもできる．膝や肘の関節痛がある部位に，抗炎症作用や鎮痛作用をもつエッセンシャルオイルを希釈して塗布することも有効である．塗布の前にはパッチテストを行い，皮膚に異常が出ないかどうか確認する必要がある．

清拭，温シップ，冷シップ

清拭の際に，エッセンシャルオイルを利用することもできる．お湯にエッセンシャルオイルを垂らし，十分拡散させた上でタオルに染み込ませて行う．抗菌効果のあるエッセンシャルオイルを用いることによって，皮膚についている常在細菌の数を減らすことも可能である．鎮静効果のあるエッセンシャルオイルを用いれば，患者のリラクセーション促進にも役立つ．

温シップや冷シップを同様の方法で行うこともできる．温シップの場合は，エッセン

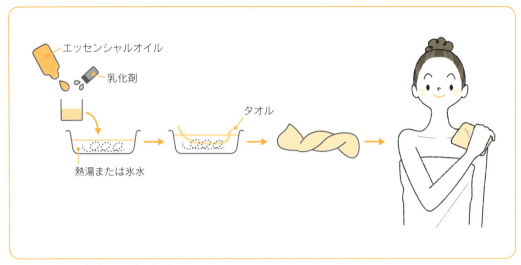

図7　温シップ，冷シップの方法

シャルオイルを希釈した熱湯でタオルを濡らし，患部をシップする方法である（図7）．筋肉痛や月経痛，歯痛などに用いることができる．反対に，氷水にエッセンシャルオイルを垂らし，タオルを濡らしてあてがう方法もある．捻挫や打撲，腫脹，炎症などの起こっている場所にタオルをあてると効果的である．

うがい

　ティートリーは，抗菌作用，抗ウイルス作用，抗真菌作用などをもっており，さまざまな感染症に用いることができる．かぜや上気道炎などの場合，ティートリーをぬるま湯に希釈し，うがい液として用いる．かぜの予防や，咽頭炎や喉頭炎に対して効果がある．

マッサージ

　エッセンシャルオイルを用いたマッサージ（アロママッサージ）は，皮膚からエッセンシャルオイルの芳香成分が吸収され，薬理効果が期待できるのと同時に，マッサージそのものによる効果も得ることができる．リラクセーション効果のほかに，血液循環の促進や，神経系や内分泌系への刺激が高まることも期待できる．

　マッサージを行う際には，症状や好みに合わせてエッセンシャルオイルを選び，植物油（キャリアオイル）で希釈してブレンドオイルを作成して用いる．実際に皮膚に塗布する前に，パッチテストを行い，皮膚に異常が出ないかどうかを確認する必要がある．

　パッチテストを行う簡単な方法は，実際に使用するブレンドオイルを前腕皮膚に塗布す

る．即時型アレルギーの判定としては，10～15分後に，発赤や腫脹などが起こっていないかどうかで判定する．遅延型アレルギーの判定は，48時間後に行う．

　もう少し正確には，専用の皮膚テスト用ろ紙を用いる方法がある．ろ紙にブレンドオイルを垂らし，皮膚に貼り付け，その上からアルミ箔のついた紙を貼り付けておく．塗布やマッサージを行う場合，パッチテストは必須である．

　一般に，マッサージを行ってはいけないのは，手術直後や急性疾患のあるとき，伝染性疾患のあるとき，全身状態が悪化しているとき，アルコールを摂取したとき，発熱時，エッセンシャルオイルに対するアレルギーがあるとき，指圧，鍼治療などの物理療法を受けた当日などである．妊婦やがん患者などに対しては，使用できるエッセンシャルオイルが限られるため，種類を選ぶ必要がある．

　マッサージの手技には，次のような方法がある．

❶ エフルラージ（ストローキング，軽擦法（けいさつ））

　マッサージの手技のうち，最もよく用いられる方法である．オイルを手のひらにとり，よくなじませてから，施術者の手を相手の身体にぴったりつけながら，手を滑らせるようにしてゆっくりとなでさする方法である．血液やリンパ液の循環を促進し，高いリラックス効果が得られ

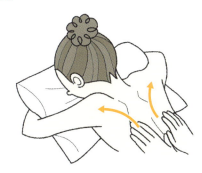

る．エッセンシャルオイルを皮膚に浸透させるように，相手の呼吸に合わせ，やさしくリンパの流れの方向に沿ってマッサージする．力の入れ過ぎに注意し，ソフトに行うよう心がける．

❷ フリクション（ラビング，強擦法（きょうさつ））

　軽擦法と揉捏法（じゅうねつ）の混合手技であり，軽擦法よりやや強めになでさする．主に関節や骨間部に応用する．マッサージの方向は，軽擦法と同じである．指腹や手根などを用いて強く肌をこする方法で，母指を強くあててこする母指強擦法，指先をあてて強くこする指頭強擦法，手根で

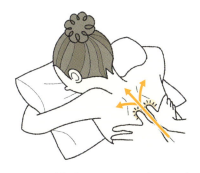

強くこする手根強擦法，指をあてて交互に強くこする鋸状強擦法，こぶしをあてて強くこする手拳強擦法などがある．

❸ ニーディング（ペトリサージュ，揉捏法^{じゅうねつ}）

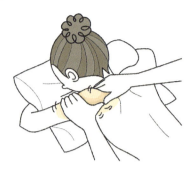

　筋肉などを線状あるいは輪状に揉む方法である．手のひらで揉む手掌揉捏法，片手または両手の親指で筋肉に圧を加えて輪状に動かしながら揉みこねる母指揉捏法，親指と人差し指で筋肉をつまんで揉みこねる，首や肩の広い筋肉や上肢や下肢の筋肉を揉む二指揉捏法，片手，または両手の親指を除く4本の指の腹で揉む四指揉捏法，両手を同時に使って，対象とする大きな筋肉や筋群を揉む双手揉捏法などがある．揉捏法は，筋組織の循環を良くし，組織の新陳代謝を盛んにする．ゆっくりと行えばリラックス効果も得られる．

❹ タポトマン（パーカッション，叩打法^{こうだ}）

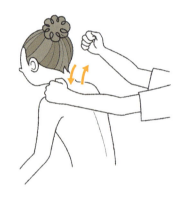

　手指のいろいろな部位で叩く方法である．施術者は手を軽く握ってこぶしを作り，その小指側で叩く手拳叩打法，両手の手掌を開いて，それぞれ小指側で交互に施術部を軽く細かく叩く切打法^{せつだ}，手掌をくぼませて叩く拍打法，四指頭を使って軽く叩打する指頭叩打法，手掌の指背で叩く指背叩打法，手掌で交互に叩打する拍打法などがある．

　強弱をつけて弾力的かつリズミカルに行う叩打法には，そのリズミカルな断続刺激で筋の興奮性を高め，血行循環を良くし，機能を亢進させる作用がある．

❺ プレッシング（圧迫法）

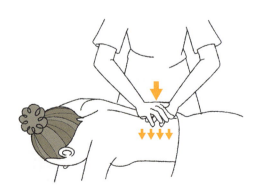

　手掌，指頭などで，施術部を垂直方向に徐々に圧迫する方法である．比較的深部の疼痛や筋疲労，硬結を対象に行う．両手または片手の母指をもって行う母指圧迫，手掌全体を使い，片手または両手を重ねて圧迫を加える手掌圧迫，手根で圧迫する手根圧迫などがある．圧迫法の作用は，機能の抑制である．神経痛の痛

みを鎮めたり，けいれんを抑えたりする効果がある．

❻ バイブレーション（振動法，振顫法(せん)）

手掌や指先を使い，マッサージする場所を軽く押しながら振るわせ，細かいリズミカルな振動を与える手技である．麻痺やしびれなどに特によく用いられる．片手または両手を重ねて振動を加える手掌振動法，足首を支えて足全体に細かい振動を与えて揺らす方法，手首を支えて腕全体に細かい振動を与えて揺らす方法などがある．リズミカルに行うことにより，その刺激で反射的に血管を拡張させ，静脈血の還流を促進させる作用がある．

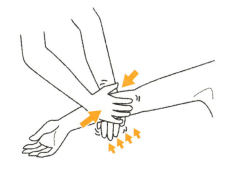

（岸田 聡子）

付表1　主なエッセンシャルオイル

①精油名 ②学名 ③抽出部位 ④抽出方法	成分	薬理作用	症状	備考
①イランイラン ②*Cananga odorata* ③花 ④水蒸気蒸留	リナロール，β-カリオフィレン，ゲルマクレンD，P-クレシルメチルエーテル，安息香酸ベンジル，酢酸ゲラニル	鎮静作用，抗うつ作用，降圧作用，催淫作用，ホルモン調節作用，抗アレルギー作用，抗炎症作用，抗けいれん作用，抗菌作用，健胃作用，強壮作用	抑うつ，精神緊張，ヒステリー，不眠，インポテンツ，冷感症，過呼吸，高血圧，動悸，腸内感染症，ニキビ	大量で，頭痛や吐き気，敏感肌には低濃度で使用
①オレンジ・スイート ②*Citrus sinensis, Citrus aurantium var. dulcis* ③果皮 ④圧搾	リモネン，ミルセン，β-ビサボレン	消化促進作用，精神安定作用，空気中殺菌作用，強壮作用，肝細胞再生作用，腎機能促進作用，鎮痙作用，鎮静作用，抗うつ作用，健胃作用，胆汁分泌促進，降圧作用，発汗作用，解熱作用，抗炎症作用	うつ，精神緊張，パニック障害，下痢，便秘，上気道炎，筋肉痛，不眠症，高脂血症，頭痛，偏頭痛，食欲不振，消化不良，吐き気，浮腫，血行不良，くすみ，ニキビ	光感作性があるので，肌に使用後は直射日光を避ける
①カモミール・ジャーマン ②*Matricaria chamomilla* or *recutita* ③花 ④水蒸気蒸留	ファルネセン，カマズレン，ビサボロールオキサイドB，α-ビサボロール，ビサボロールオキサイドA，δ-カジネン	抗アレルギー作用，抗炎症作用，抗瘙痒作用，創部治癒促進作用，通経作用，鎮痛作用，鎮静作用，鎮痙作用，強壮作用，消化促進作用，ホルモン様作用，胆汁分泌促進作用	精神緊張，不安，頭痛，偏頭痛，不眠，神経痛，消化不良，食欲不振，潰瘍，胃腸炎，腹痛，喘息，関節炎，リウマチ，捻挫，無月経，月経前緊張症，更年期障害，月経困難症，湿疹，ニキビ，瘙痒症，乾癬，ヘルペス，日焼け	妊娠初期には使用を控える
①カモミール・ローマン ②*Anthemis nobilis* ③花 ④水蒸気蒸留	アンゼリカ酸イソブチル，アンゼリカ酸メチルブチル，アンゼリカ酸メタリル	鎮静作用，抗うつ作用，抗けいれん作用，食欲増進作用，抗炎症作用，組織再生作用，通経作用，消化促進作用，健胃作用，胆汁分泌促進作用，解熱作用，抗アレルギー作用	うつ，精神緊張，怒り，頭痛，偏頭痛，不眠，神経痛，消化不良，食欲不振，潰瘍，胃腸炎，吐き気，便秘，下痢，喘息，関節炎，痛風，無月経，月経前緊張症，更年期障害，月経困難症，湿疹，ニキビ，瘙痒症，乾癬	妊娠初期には使用を控える
①クラリセージ ②*Salvia sclarea* ③花と葉 ④水蒸気蒸留	酢酸リナリル，リナロール，ゲルマクレンD，スクラレオール	鎮静作用，抗けいれん作用，抗うつ作用，抗アレルギー作用，抗瘙痒作用，降圧作用，通経作用，催淫作用，子宮強壮作用，鎮痛作用，健胃作用，消化促進作用，強壮作用，抗菌作用，収斂作用，デオドラント作用，制汗作用	うつ，ヒステリー，神経緊張，月経前緊張症，月経困難症，冷感症，インポテンツ，ニキビ，分娩促進，マタニティーブルー，頭痛，偏頭痛，消化不良，高血圧，静脈瘤，喘息，けいれん性咳，筋肉痛	妊娠初期には使用を控える．アルコール飲用時には使用を控える．長期間，大量の使用は控える
①グレープフルーツ ②*Citrus paradisi* ③果皮 ④圧搾	リモネン，ミルセン，α-ピネン	リンパ浮腫改善作用，抗うつ作用，殺菌作用，消化促進作用，利尿作用，解毒作用，強壮作用，収斂作用，緩下作用	イライラ，そううつ病，不眠症，頭痛，偏頭痛，胆石，便秘，消化不良，月経前緊張症，時差ぼけ，むくみ，インフルエンザ，かぜ，ニキビ	光感作用があるので，肌に使用後は直射日光を避ける．降圧剤との併用に注意
①サイプレス ②*Cupressus sempervirens* ③葉，球果 ④水蒸気蒸留	α-ピネン，δ-3-カレン，β-ピネン，リモネン，ミルセン，セドロール，テルピノレン，γ-カジネン，α-セドレン，β-セドレン，α-テルピネオール，ボリネオール，サビノール，フルフロール，カンフェン，シメン，酢酸ボルニル，酢酸α-テルピニル，1,8-シネオール	鬱血除去作用，収斂作用，鎮咳作用，ホルモン調整作用，強壮作用，血管収縮作用，抗菌作用，殺虫作用，止血作用，制汗作用，鎮痛作用，鎮静作用，デオドラント作用，利尿作用，抗リウマチ作用，去痰作用，鎮痛作用	イライラ，浮腫，出血，発汗，静脈瘤，痔，月経前緊張症，月経困難症，更年期障害，上気道炎，リウマチ，下痢，しもやけ，咳，花粉症，筋肉痛，毛細血管拡張，脂性肌，ニキビ，打ち身	妊娠初期には使用を控える

つづく

付表1　主なエッセンシャルオイル

①精油名 ②学名 ③抽出部位 ④抽出方法	成 分	薬理作用	症 状	備 考
①サンダルウッド ②Santalum album ③木材 ④水蒸気蒸留	α-サンタロール, β-サンタロール, 酢酸サンチル, α, β-サンタレン, リモネン, ファルネセン	強心強壮作用, 利尿作用, 催淫作用, 抗菌作用, 抗真菌作用, 抗ウイルス作用, 鎮咳作用, 鎮静作用, 鎮痙作用, 去痰作用, 収斂作用, 抗炎症作用, 抗瘙痒作用, 皮膚軟化作用, 防虫作用	ストレス, 不安, 神経炎, 神経痛, 不眠症, インポテンツ, 泌尿生殖器系のトラブル, 上気道炎, 胸焼け, 下痢, 吐き気, 湿疹, ニキビ	妊娠初期には使用を控える. うつの時は避ける
①シダーウッド ②Cedrus atlantica ③木 ④水蒸気蒸留	セドロール, カジネン, セドレン, β-ヒマカレン, α-ヒマカレン	強壮作用, 去痰作用, 抗真菌作用, 殺虫作用, 収斂作用, 尿路系の感染の鎮静作用, 利尿作用	上気道炎, 膀胱炎, リウマチ	妊娠中の使用は控える. 皮膚刺激作用
①ジュニパー ②Juniperus communis ③実（ベリー） ④水蒸気蒸留	α-ピネン, ミルセン, β-ファルネセン	利尿作用, 解毒作用, 抗菌作用, 抗炎症作用, 消化促進作用, 強壮作用, 催淫作用, 殺虫作用, 鎮痙作用, 通経作用, 発汗作用, 分娩促進作用, 抗リウマチ作用, 鎮痛作用, 健胃作用	怒り, むくみ, 動脈硬化, 膀胱炎, 腎臓結石, 関節炎, 筋肉痛, リウマチ, 痛風, 坐骨神経痛, 月経困難症, ニキビ	妊娠時には使用を控える. 腎臓障害があるとき, 炎症のあるときは控える. 長期間の使用は控える
①ゼラニウム・ブルボン（ニオイテンジクアオイ） ②Pelargonium odoratissimum, or graveolens, or asperum ③花, 葉 ④水蒸気蒸留	シトロネロール, ゲラニオール, リナロール, 蟻酸シトロネリル, 蟻酸ゲラニル, イソメントン	抗菌作用, 降圧作用, ホルモン調節作用, 鎮痛作用, 鎮静作用, 収斂作用, 皮膚弾力回復作用, 強壮作用, 血管収縮作用, 血糖値降下作用, 抗うつ作用, 殺虫作用, デオドラント作用, 利尿作用, 殺菌作用, 抗真菌作用, 抗炎症作用, 止血作用	不安感, うつ, 月経前緊張症, 更年期障害, 乳腺炎, 浮腫, 上気道炎, 神経痛, 虫除け, 胃腸炎, 黄疸, 胆石, 下痢, 静脈瘤, 痔, 出血, リウマチ, 関節炎, 筋肉痛, 尿道炎, 腎石, 月経困難症, 月経不順, 月経前緊張症, 更年期障害, ニキビ, 皮膚炎, 妊娠線, ミズムシ	妊娠初期には使用を控える. 皮膚刺激作用
①タイム ②Thymus vulgaris ③花, 葉 ④水蒸気蒸留	チモール, パラシメン, γ-テルピネン	抗感染作用, 強壮作用, 分娩促進作用, 強心作用, 去痰作用, 駆虫作用, 血圧上昇作用, 催淫作用, 通経作用, 利尿作用	うつ, 呼吸器感染症, 低血圧, リウマチ, 痛風, 関節炎, 坐骨神経痛, 胃腸炎, 消化不良, 尿路感染症	妊娠中は使用を控える. 皮膚刺激性, 高血圧のヒトには控える. 原液は使用しない
①ティートリー ②Melaleuca alternifolia ③葉 ④水蒸気蒸留	テルピネン-4-オール, γ-テルピネン, α-テルピネオール, p-シメン, 1,8-シネオール	抗菌作用, 抗ウイルス作用, 抗真菌作用, 抗炎症作用, 免疫促進作用, 鎮痛作用, 強心作用, 去痰作用, 発汗作用, 収斂作用, 防虫作用, 駆虫作用	各種感染症, X線照射による障害の予防, 抑うつ, ヒステリー, 静脈瘤, 咳, 喘息, 花粉症, 筋肉痛, 虫刺され, ニキビ, 火傷	皮膚刺激性
①ニアウリ・リナロール ②Melaleuca quinquenervia or viridiflora ③葉　④水蒸気蒸留	1,8-シネオール, ビリディフロロール, リモネン, β-カリオフィレン, α-テルピネオール	殺菌作用, 免疫力亢進作用, 駆虫作用, 解熱作用, 殺虫作用, 鎮痛作用	各種感染症, 腸炎, 腸内寄生虫, リウマチ, 神経痛	妊娠初期には使用しない
①ネロリ ②Citrus aurantium or vulgaris ③花 ④水蒸気蒸留, 冷浸	リナロール, リモネン, β-ピネン, ネロリドール, ゲラニオール, 酢酸リナリル	消化促進作用, 抗うつ作用, 抗菌作用, 催淫作用, 降圧作用, 皮膚弾力回復作用, エストロゲン様作用, 強心作用, 強壮作用, 鎮痙作用, 鎮静作用, デオドラント作用	不安, うつ, 不眠症, 神経痛, 頭痛, めまい, あくび, 月経前緊張症, 更年期障害, 腹痛, 下痢	妊娠初期は使用を控える
①フェンネル（ウイキョウ） ②Foeniculum vulgare ③種子 ④水蒸気蒸留	トランスアネトール, フェンション, メチルカビコール, アニスアルデヒド, クミンアルデヒド, カンフェン, リモネン, フェランドレン	エストロゲン様作用, 乳汁促進作用, 緩下作用, 強壮作用, 去痰作用, 駆虫作用, 健胃作用, 殺虫作用, 抗炎症作用, 食欲増進作用, 鎮痙作用, 発汗作用, 利尿作用	二日酔い, 虫刺され, 腎臓結石, 消化不良, 吐き気, 腹痛, 便秘, 上気道炎, 月経前緊張症, 少量月経, 更年期障害, 母乳分泌不全	妊娠中は使用を控える. てんかん患者には控える. 皮膚感作性

つづく

付表1 主なエッセンシャルオイル（つづき）

①精油名 ②学名 ③抽出部位 ④抽出方法	成分	薬理作用	症状	備考
①プチグレン ②*Citrus aurantium* or *vulgaris* ③葉　④水蒸気蒸留	酢酸リナリル, リナロール, α-テルピネオール, ゲラニオール, ネロール, 酢酸ゲラニル	鎮静作用, 抗うつ作用, 鎮痙作用, デオドラント作用	怒り, うつ, 不安, 不眠症	
①フランキンセンス(乳香) ②*Boswellia carteri* ③樹脂 ④水蒸気蒸留	α-ピネン, パラシメン, α-フェランドレン	鎮静作用, 殺菌作用, 強壮作用, 収斂作用, 消化促進作用, 利尿作用	喘息, 上気道炎, 膀胱炎, 腎炎, 子宮出血, 大量月経, マタニティーブルー, 消化不良	
①ペパーミント(セイヨウハッカ) ②*Mentha piperita* ③花, 葉 ④水蒸気蒸留	メントール, メントン, 1,8-シネオール, サビネン, ネオメントール	強壮作用, 抗うつ作用, 強心作用, 去痰作用, 駆虫作用, 血管収縮作用, 解熱作用, 健胃作用, 消化促進作用, 収斂作用, 抗炎症作用, 制吐作用, 鎮痙作用, 鎮痛作用, 抗菌作用, 抗真菌作用, 抗ウイルス作用, 通経作用, 発汗作用, デオドラント作用, 乳汁分泌促進作用	怒り, ヒステリー, 興奮, うつ, 上気道炎, 咳, 喘息, 気管支炎, 副鼻腔炎, 鼻づまり, 関節炎, 嘔吐, 吐き気, 下痢, 便秘, 消化不良, 口臭, 腹痛, 胆石, 乗り物酔い, しびれ, めまい, 失神, 歯痛, リウマチ, 神経痛, 筋肉痛, 頭痛, 少量月経, 月経困難症, 乳腺炎, 火傷, 湿疹, ニキビ	幼児, 妊婦には使用を控える. 高濃度では使用しない
①ヘリクリサム （イモーテル） ②*Helichrysum italicum* ③花 ④水蒸気蒸留, 溶剤抽出	α-ピネン, γ-クルクメン, イタリジオン, 酢酸ネリル, β-セリネン, β-カリオフィレン	血液凝固阻止作用, 鎮静作用, 抗けいれん作用, 去痰作用, 抗ウイルス作用, 抗菌作用, 抗真菌作用, 収斂作用, 抗炎症作用, 胆汁分泌促進作用, 利尿作用	うつ, カンジダ症, 上気道炎, リウマチ, 頭痛, 偏頭痛, 膀胱炎, 単純疱疹	
①ベルガモット ②*Citrus bergamia* ③果皮 ④圧搾	酢酸リナリル, リモネン, リナロール, γ-テルピネン, α-ピネン, ベルガプテン, ベルガモチン	抗菌作用, 抗ウイルス作用, 鎮静作用, 抗うつ作用, 高揚作用, 抗炎症作用, 鎮痛作用, 強心作用, 強壮作用, 去痰作用, 駆虫作用, 解熱作用, 健胃作用, 殺虫作用, 消化促進作用, 鎮痙作用, デオドラント作用, 解毒作用, 利尿作用	不安, うつ, 緊張, 緊張性頭痛, 偏頭痛, 不眠, 膀胱炎, 消化不良, 食欲不振, 腹痛, 胆石, 呼吸器感染症, 口唇ヘルペス, 帯状疱疹, 虫除け, 瘙痒症, ニキビ, 乾癬	光感作作用があるので肌に使用後は直射日光を避ける. 皮膚刺激作用. 敏感肌には低濃度で用いる
①マジョラム・スイート ②*Origanum majorana* ③葉 ④水蒸気蒸留	テルピネン-4-オール, γ-テルピネン, α-テルピネオール, ボルネオール, カンファー, β-カリオフィレン, ピネン, サビネン, p-シメン, リモネン, ミルセン, オシメン, リナロール, 酢酸リナリル, 酢酸ゲラニル, 酢酸テルピニル, シトラール, カルバクロール, オイゲノール	抗菌作用, 抗ウイルス作用, 抗炎症作用, 鎮静作用, 鎮痛作用, 腸管弛緩作用, 筋肉弛緩作用, 緩下作用, 強心作用, 強壮作用, 去痰作用, 血圧降下作用, 血管拡張作用, 消化促進作用, 鎮痙作用, 通経作用, 利尿作用	不安, イライラ, 神経痛, 筋肉痛, リウマチ, 関節炎, 関節痛, 捻挫, 高血圧, しもやけ, むくみ, 頭痛, 偏頭痛, 不眠, 消化不良, 便秘, 呼吸器感染症, 月経困難症, 月経前緊張症	妊婦は避ける. 使用中眠気を催すことがある
①マンダリン ②*Citrus reticulata* Blanco var. *mandarin* ③果皮 ④圧搾	リモネン, γ-テルピネン, α-ピネン	強壮作用, 乳汁分泌促進作用, 消化促進作用, 鎮痙作用, 鎮静作用, 抗うつ作用, 高揚作用, 抗菌作用, 刺激作用, 血管拡張作用, 健胃作用, 胆汁分泌促進作用, 緩下作用, 解毒作用, 抗炎症作用	うつ, 不安, 興奮, 緊張性頭痛, 偏頭痛, 不眠, 消化不良, 食欲不振, 便秘, 吐き気, 月経前緊張症, むくみ, 呼吸器感染症, ニキビ, 妊娠線	光毒性があり, 使用後は日光に当たらないようにする. 皮膚刺激作用
①メリッサ(レモンバーム) ②*Melissa officinalis* ③花, 葉 ④水蒸気蒸留	ゲラニアール, ネラール, 6-メチル-5-ヘプテン-2-オン	強心作用, 強壮作用, 血圧降下作用, 解熱作用, 抗アレルギー作用, 抗うつ作用, 鎮静作用, 鎮痛作用, 消化促進作用, 鎮痙作用, 発汗作用	ヒステリー, 高血圧, 月経困難症, 消化不良, 下痢, 呼吸器感染症, 虫除け, アレルギー, 喘息	妊婦は避ける. 皮膚刺激作用
①ユーカリ・グロブルス ②*Eucalyptus globulus* ③葉 ④水蒸気蒸留	1,8-シネオール, α-ピネン, リモネン	抗カタル作用, 去痰作用, 抗炎症作用, 抗菌作用, 抗真菌作用, 抗ウイルス作用, 鎮痛作用, 利尿作用, 解熱作用, 強壮作用, 血糖値低下, 制汗作用, デオドラント作用, 駆虫作用, 防虫作用	頭痛, 偏頭痛, 神経痛, 糖尿病, 感染症, 発熱, 上気道炎, 喘息, 花粉症, リウマチ, 関節炎, 膀胱炎, 虫刺され, 火傷	経口投与は禁忌. 刺激性

つづく

付表1　主なエッセンシャルオイル

①精油名 ②学名 ③抽出部位 ④抽出方法	成分	薬理作用	症状	備考
①ユーカリ・ラジアタ ②*Eucalyptus radiata* ③葉　④水蒸気蒸留	1,8-シネオール、α-ピネン、リモネン、α-テルピネオール、テルピネン-4-オール	去痰作用、抗菌作用、抗ウイルス作用、抗炎症作用、強壮作用	上気道感染症、花粉症、喘息	幼児、妊婦には使用を控える
①真正ラベンダー ②*Lavandula angustifolia* ③花 ④水蒸気蒸留	酢酸リナリル、リナロール、(z)-βオシメン、β-カリオフィレン	鎮静作用、鎮痛作用、肉芽形成促進作用、抗菌作用、抗ウイルス作用、抗真菌作用、降圧作用、通経作用、強心作用、抗うつ作用、鎮痙作用、抗炎症作用、デオドラント作用、発汗作用、利尿作用、解毒作用、抗リウマチ作用、胆汁分泌作用、強壮作用、防虫作用	怒り、うつ、不眠、頭痛、偏頭痛、神経痛、高血圧、動悸、捻挫、リウマチ、関節炎、筋肉痛、打ち身、日焼け、火傷、アレルギー、湿疹、呼吸器感染症、感染症全般、膀胱炎、月経困難症、分娩促進、吐き気、嘔吐、消化不良、腹痛、虫除け	低血圧のヒトでは、眠気を催すことがある．妊娠初期には避ける
①ラベンダー・スピカ（スパイクラベンダー） ②*Lavandula latifolia* ③花 ④水蒸気蒸留	リナロール、1,8-シネオール、カンファー、カンフェン、ボルネオール	殺菌作用、抗ウイルス作用、殺虫作用、鎮痛作用	頭重感、上気道炎、筋肉痛、リウマチ、虫刺され	妊婦には使用しない．連続1ヵ月以上使用しない．心悸亢進
①レモン ②*Citrus limonum* ③果皮 ④水蒸気蒸留、圧搾	リモネン、β-ピネン、γ-テルピネン	末梢血管拡張作用、降圧作用、血糖降下作用、消化促進作用、強壮作用、緩下作用、駆虫作用、解熱作用、健胃作用、殺菌作用、抗ウイルス作用、殺虫作用、止血作用、収斂作用、止痒作用、制酸作用、利尿作用、抗うつ作用、解熱作用	抑うつ、高血圧、動脈硬化、貧血、鼻血、感染症全般、発熱、上気道炎、口唇ヘルペス、糖尿病、便秘、頭痛、偏頭痛、神経痛、リウマチ、関節炎、虫刺され	光感作作用があるので、肌に使用後は直射日光を避ける．皮膚刺激作用
①レモングラス ②*Cymbopogon citratus* ③葉 ④水蒸気蒸留	ゲラニオール、シトロネラール、シトロネラル、リモネン、ファルネゾール、ネロール、シトラール、ミルセン	鎮静作用、鎮痛作用、抗炎症作用、駆虫作用、強壮作用、抗うつ作用、乳汁分泌促進作用、抗菌作用、抗真菌作用、殺虫作用、消化促進作用、デオドラント作用、利尿作用	食欲増進、腹痛、消化不良、胃腸炎、上気道炎、筋肉痛、時差ぼけ、頭痛、虫除け、母乳分泌不全	幼児、妊婦には使用を控える
①レモンユーカリ（ユーカリ・シトリオドラ） ②*Eucalyptus citriodora* ③葉　④水蒸気蒸留	シトロネラル、酢酸シトロネリル、シトロネロール	抗リウマチ作用、抗炎症作用、鎮静作用、鎮痛作用、抗菌作用、抗ウイルス作用、駆虫作用、降圧作用	関節炎、関節痛、高血圧、リウマチ	幼児、妊婦には使用を控える
①ローズ・オットー（バラ） ②*Rosa damascena* ③花 ④水蒸気蒸留、冷浸	シトロネロール、ステアロプテン、ゲラニオール、ネロール、リナロール、フェニルエチルアルコール	降圧作用、抗不整脈作用、抗感染作用、鎮静作用、緩下作用、強壮作用、健胃作用、抗うつ作用、催淫作用、殺菌作用、止血作用、収斂作用、抗炎症作用、鎮痙作用、通経作用、利尿作用、高揚作用、抗ウイルス作用、胆汁分泌促進作用	うつ、ショック、頭痛、月経困難症、月経前緊張症、更年期障害、動悸、不妊症、冷感症、インポテンツ、吐き気、嘔吐、便秘、食欲不振、胆のう炎、肝機能低下、胃腸炎、二日酔い、咽頭痛、咳、湿疹、しわ	妊娠中は避ける
①ローズウッド ②*Aniba rosaeodora* ③木 ④水蒸気蒸留	リナロール、α-テルピネオール、シス-リナロールオキサイド、トランス-リナロールオキサイド	抗菌作用、抗ウイルス作用、抗炎症作用、強壮作用、鎮静作用、催淫作用、降圧作用、抗うつ作用、殺虫作用、鎮痛作用、デオドラント作用	うつ、上気道炎、インポテンツ、頭痛、時差ぼけ、虫除け	
①ローズマリー ②*Rosmarinus officinalis* ③葉 ④水蒸気蒸留	α-ピネン、カンファー、1,8-シネオール、ベルベノン、カンフェン、ボルネオール	血液循環促進作用、肝・胆汁排泄促進作用、強壮作用、強心作用、血圧上昇作用、健胃作用、抗うつ作用、収斂作用、消化促進作用、鎮痛作用、鎮痙作用、鎮静作用、通経作用、発汗作用、利尿作用、抗菌作用、抗ウイルス作用	無気力、ヒステリー、頭痛、偏頭痛、神経疲労、痛風、リウマチ、低血圧、貧血、上気道炎、肝炎、肝硬変、胆石、胆管閉塞症、黄疸、大腸炎、消化不良、腹痛、月経困難症、肥満、こむら返り、捻挫、膀胱炎、ニキビ	幼児、妊産婦には使用を控える．てんかん、高血圧の人は控える

27

第1章 おさえておきたいアロマセラピーの"知識"と"ノウハウ"

付表2 主なキャリアオイル

①精油名 ②学名(科) ③抽出部位 ④抽出方法	成分	特徴
①アボカドオイル ②*Persea gratissima* Caertn., *Persea americana* Mill. ③実 ④低温圧搾	オレイン酸(59〜75%), パルミチン酸(10〜22%), リノール酸(8〜14%), ステアリン酸, パルミトレイン酸, α-リノレン酸, ビタミンA, B_1, B_2, D, カリウム, リン, マグネシウム, 硫黄, カルシウム, ナトリウム, 銅	軽い芳香性をもった緑色のオイル. 脂肪組織に深く侵入するという特徴がある. 止痒作用, 保湿作用がある. 冷蔵保存をしない
①アプリコットカーネルオイル ②*Prunus armeniaca* L. (バラ科) ③仁(種子) ④低温圧搾	オレイン酸(56〜68%), リノール酸(25〜33%), パルミチン酸, ステアリン酸, パルミトレイン酸, ブドウ糖, タンパク質, ミネラル, ビタミンA, B_1, B_2, B_6, E	匂い少なく, 淡黄色. スイートアーモンド油に成分が似ている. 肌を柔らかく滑らかにする. 吸収されやすく, 止痒作用, 抗炎症作用がある. 乾燥肌, 老化肌, 敏感肌に適している
①オリーブオイル ②*Olea europaea* (モクセイ科) ③果実 ④低温圧搾	オレイン酸(55〜83%), リノール酸(11%), γ-リノレン酸	わずかに緑色を帯びており, 独特の香り. 鎮静作用, 軟化作用, 止痒作用がある. 低温で凝固
①グレープシードオイル ②*Vitis vinifera* (ブドウ科) ③種子 ④高温圧搾	オレイン酸(12〜20%), リノール酸(58〜81%), パルミチン酸, ステアリン酸, ビタミンE, ミネラル, タンパク質	匂いはわずか. ほとんど無色か, 淡黄. 脂性肌に適している. ビタミンEが豊富で, 血流改善作用がある. 低アレルギー性で無毒
①スイートアーモンドオイル ②*Prunus dulcis* or *Prunus amygdalis* (バラ科) ③仁(種) ④低温圧搾	オレイン酸(60〜80%), リノール酸(17〜30%), パルミチン酸(6〜8%), ステアリン酸, ブドウ糖, タンパク質, ミネラル, ビタミンA, B_1, B_2, B_6, E, ブドウ糖	ほぼ無臭かやや甘い芳香性がある. 淡黄色で, わずかに粘性があり, オイリーである. どんな肌質にも合うので最もよく使われている. 肌を柔らかく滑らかにする. 乾燥軽減, 止痒作用, 抗炎症作用, 日焼けや火傷に対する効果がある
①小麦胚芽油(ウィートジャーム油) ②*Triticum vulgare* (イネ科) ③胚芽 ④高温圧搾, 溶剤抽出	パルミチン酸(11〜21%), オレイン酸(15〜26%), リノール酸(49〜60%), ミリスチン酸, ステアリン酸, リノレン酸, タンパク質, ミネラル, ビタミンA, B_1, B_2, B_6, E, 塩素, コバルト, 銅, 鉄, カリウム, マグネシウム, マンガン, ナトリウム, 硫黄, 珪素, 亜鉛	強い匂い. 無色〜琥珀色. ビタミンEが豊富で, 抗酸化作用があり, 他のキャリアオイルに10%ほど添加すれば保存期間を延ばすことができる. 血行促進作用, しもやけ, 妊娠腺の改善や予防. 乾燥肌や老化肌に適している. スポーツ後のマッサージオイルによい. 小麦アレルギーのあるものには, パッチテストをすること
①月見草油(イブニングプリムローズ) ②*Oenothera biennis* (アカバナ科) ③種子 ④低温圧搾	リノール酸(65〜75%), γ-リノレン酸(8〜10.5%), パルミチン酸(6.5%), ステアリン酸, アラキン酸, エイコセン酸	匂いは少ない. 不飽和脂肪酸の含有量が高く, 酸化を受けやすく, 不安定. 淡黄色〜黄色. 保湿作用, 抗炎症作用があり, 皮膚の障害, ふけ, 乾癬, 湿疹や関節リウマチなどに用いられる. 乾燥肌, 老化肌に適している. 酸化しやすいので短期間で使い切ったり, 冷暗所で保存する
①ホホバワックス ②*Simmondsia chinensis* (ツゲ科) ③種子 ④低温圧搾	パルミチン酸(11%), ステアリン酸(71%), アラキン酸(14%), オレイン酸(6.7%), リノール酸, リノレン酸, エイコサノール, ドコサノール, テトラコサノール, ミスチリン酸, ビタミンA, E, ミネラル	ホホバは油ではなく, 脂肪酸と脂肪族アルコールから成る植物性液体ワックス. 無臭かわずかに匂う. 無色〜黄色. 容易に酸化せず, 非常に安定である. 低温で固形化することがすべての肌質に合い, 最もよく使われるキャリアオイルである

第 2 章

実践例で学ぶ
プロの"ワザ"と"考え方"

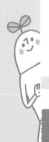

むくみのないきれいな足になって，スカートを履きたい

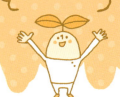

症例

- 55歳，女性
- 身長154.8 cm，体重51 kg
- 1型糖尿病（昨年に診断），現在インスリン投与中

　一時期は体重が60 kg以上あったが，昨年糖尿病が発覚してから，食事療法やエクササイズを行い，注意しながら生活をしているため，43 kgまで減量し，今ややリバウンド中．

　全体的には痩せたが，上半身に比べて，むくみのためか下半身が太く，足の太さが気になって，スカートを履くことができない．

　肩こりもあり，以前友人のアロマセラピストに練習でマッサージをしてもらったところ，気持ちが良かったため，足のむくみにも良いかと考え，治療を受けたいと思い来院した．

患者さんとの会話

P 糖尿病は，不思議ですが去年初めて判明したんです．しかも1型でした．営業で，食生活が乱れていたこともあり，体重も増えてきていたので，糖尿病の発覚で一念発起して，食事療法や定期的な運動を行うように心がけて，体重はかなり減りました．

A 健康的に減量されたのですね．

P はい．ただ，ちょっとがんばり過ぎていたので，少し気楽に過ごすようになり，少しリバウンドしていますけど，体調は安定しています．

A 血糖値はいかがですか．

P まめに血糖の自己測定をしてチェックしています．インスリンの自己注射をしていて，急な時にはすぐに口にできるチョコを持ち歩いたりして，血糖をコントロールしています．腎臓の方は，異常はありません．主治医からは，アロマセラピーを受けることについて了承を得ています．体重は特に問題ないのですが，上半身に比べて，足の太さが気になるのです．

Point 1 →P.33

A 確かに，非常に足の浮腫が目立ちますね．営業で，立ち仕事が多いと

はいえ，スリムな上半身に比べてバランスが気になりますね．
- P そうなのです．太さが気になってスカートを履くことができず，ズボンも，体型を隠すようなゆったりとしたものしか履けないので，マッサージで少しでも良くなればと思って．精油は，芳香浴で使うことはありますが，特に嫌いな香りはありません．
- A そうですね．では，足の浮腫改善に重点を置くと，利尿作用やうっ血除去作用の強い精油では，ゼラニウム・ブルボン，ローズマリー・カンファー，サイプレスなどがよいと思います．
- P 全身受けるのは初めてなので，緊張しますね．
- A できるだけリラックスしていただけるように，鎮静効果の高いカモミール・ローマンもいいですね．肩こりにも効果的です．

アロマセラピーの実践

🚩 アロマケアの目標

| 短期目標 | 足のむくみ，肩こりの改善．
| 中期目標 | 躊躇なくスカートが履けるサイズを目指す．
| 長期目標 | 足の細さの維持．むくみにくい体質づくりを目指す．

| 今回の目標 | 緊張を軽減してリラクセーションを誘導すること．施術前と施術後の足の太さ，重さを比較して違いを実感してもらい，意欲を高め，セルフケア実施につなげること．

❋ ヘルスケアアセスメント

下肢全体に浮腫がみられ，特に下腿部，足関節部，足部背面の浮腫が顕著にみられる．痛みなし．冷えはみられない．

肩甲骨内縁に筋緊張がみられる．

❋ 今回のアロマオイルとレシピ

浮腫は，糖尿病でみられる一症状であるが，検査の結果では糖尿病性腎症の発症は現在のところみられていない．

今回は，下肢浮腫の改善を主な目的として，オイルを選択する．

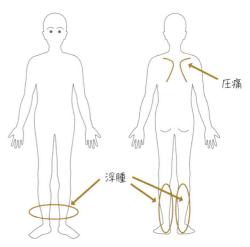

ローズマリー・カンファーには血行促進作用や収れん作用，ゼラニウム・ブルボンには利尿作用，血液循環促進，オレンジ・スイートには鎮静作用が期待できる．

キャリアオイルにはホホバオイルを選択．1％濃度のブレンドオイルを作成した．

オイル	用量	目的	備考
エッセンシャルオイル			
カモミール・ローマン	3滴	鎮静，抗炎症	代わりにオレンジ・スイートや真正ラベンダーなど
ローズマリー・カンファー	1滴	ホルモン調整，利尿	代わりにサイプレスなど
ゼラニウム・ブルボン	1滴	鎮痛，血行促進	代わりにグレープフルーツなど
キャリアオイル			
ホホバオイル	20 mL	保湿	代わりにスイート・アーモンドオイルなど

※食事制限によるストレスが強い場合は，オレンジ・スイートやグレープフルーツによる芳香浴の併用もおすすめ．

✿ アロマセラピーマッサージ

60分施術で，腹臥位，仰臥位で，背部，腰部，下肢，上肢，特に下肢と肩部を中心に施術を行う．

浮腫は，特に下腿部と足部に顕著にみられ，冷えは，他覚的にも自覚的にもほとんど感じられない．圧痛も少ない．

肩甲骨上角内縁にやや硬結がみられる．

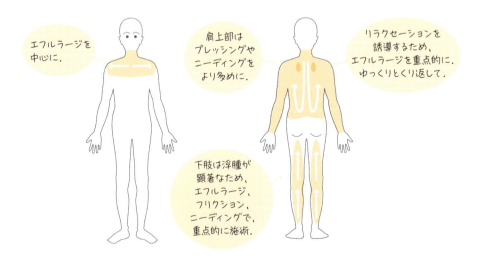

次回以降の留意点

初回施術後，少しだるさがあったが，翌日にはすっきりし，下肢の浮腫が非常に改善されたことを実感できた．

効果が実感できたことで，患者自身が非常に積極的になり，自宅でできるケアについても詳しく聞いてこられ，オイルの説明と，セルフマッサージの方法についての指導も行ったところ，熱心にメモを取り，確認して帰宅された．

2回目は，肩こりは軽減しているため，患者の希望で下肢のみを，前回と同じブレンドで，濃度は1.5％とし，初回時よりも強めの刺激で，特に揉捏（ニーディング）を中心に施術．

治療経過

仕事の都合で不規則な通院ではあったが，3回目となる2ヵ月後の来院では，自宅で毎日熱心にセルフケアをがんばったとのことで，今まで足の太さが気になって履けなかったスカートを履くことができるようになり，スカートを着用して来院され，受付スタッフにも「見て見て!!」と，嬉しそうに話しかけ，大変喜ばれていた．

下肢の浮腫は，初回来院時と比較し顕著に軽減しており，患者はほぼ毎日，腓腹筋と足関節の周りを測定し，変化を確認し，モチベーションを保つように努力している．4回目の来院時，その後職場の部署が変わり来院がなかなか難しくなるとのことであったが，セルフケアは継続しており，本人が満足できる改善がみられたため，治療終了とし，また症状が気になる際に来院していただくこととした．

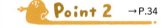
Point 2 →P.34

チェックポイント

Point 1

糖尿病患者の場合は，合併症の危険性もあるため，現在の状態を把握し，主治医にアロマセラピー施術受療の許可も取った上で施術を行うことが望ましい．

Point 2

　浮腫の場合，効果が特によく目に見えるため，受療およびセルフケアのモチベーションはアップする．その反面，セルフケアを行いすぎてしまい，刺激過剰になる危険性もあるため，セルフマッサージの方法や回数，頻度についても具体的に指導を行う方がよい．

引用文献
1）今西二郎：補完・代替医療 メディカル・アロマセラピー改訂3版, 金芳堂, 2015.

（岸田 聡子）

Case 2 毎月つらくなる……

症例

- 43歳，女性
- 身長162 cm，体重58 kg
- 既往歴なし

4〜5年前より，毎回月経2〜3日前に，顕著な頭痛がみられ，首の痛み，下肢のむくみ，冷えが現れ，左膝内側の痛みがひどくなる．歯茎の腫れ，腰痛を併発する場合もある．1年前に左足首を捻挫で痛めてから，左側が全体的にこりやすい．月経開始後1日で症状は軽減し，14日後の排卵時と思われる頃に，吐き気を伴う頭痛が出現する．雨が降る前はさらに症状がひどくなる．痛みが出ると，市販の鎮痛薬を飲んで対処していた．抑うつや不安，怒りといった情緒的症状はあまりみられず，時々イライラする程度で，身体的症状が主である．

Point 1 →P.39

月経前症候群（PMS）と診断され，桂枝茯苓丸をベースにした漢方治療が開始となり，症状が出たときには葛根湯，呉茱萸湯，ロキソニン®を服用している．できれば薬には頼りたくなく，アロマセラピーに興味があるため来院した．

患者さんとの会話

P いつも，月経が始まる2，3日前にすごく頭が痛くなるんです．頭が痛くなると，あ，そろそろ生理だな，と．

A 周期は大体いつも同じですか？

P はい．ほぼ毎月28日で生理が来ます．排卵の時期も頭痛がするのですが，それもほぼ正確な時期に感じます．あと，首や肩のこりもひどくなります．

A 頭痛や身体の痛みが出ると，漢方やロキソニン®を飲まれているのですね．

P あまり薬に頼るのはよくないと思って，仕事がない日ならできるだけ飲まずに横になるようにしているのですが，勤務がある日は我慢できないので，薬でコントロールするようにしています．アロマセラピーも好きなので，ラベンダーのオイルで芳香浴をしたりしています．

A ラベンダーがお好きなのですね．今回は，痛みのコントロールや，ホ

月経前に起こる片頭痛だけでなく，緊張性頭痛もあると考えられるな．

ルモン調整を目的としてオイルを選びますが，ラベンダーもそういった作用がありますよ．他には，血行の改善や痛みの軽減を目的としてペパーミント，ホルモン調整にはゼラニウムもいいと思います．

Ⓟ ちょっと肌の乾燥も気になるのですが……．

Ⓐ では，フランキンセンスも加えてみましょうか．ベースのオイルは，保湿作用に優れているスイート・アーモンドオイルがいいかと思います．

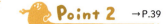

Point 2 →P.39

初回だし，まずはなじみがあるラベンダーを使って，緊張緩和や鎮静を図ってみよう．

アロマセラピーの実践

🚩 アロマケアの目標

| 短期目標 | 緊張を緩和し，首や肩のこりの軽減を図る．
| 中期目標 | 足のむくみの改善を図り，鎮痛薬の服用を減らす．
| 長期目標 | 鎮痛薬を服用しなくてもコントロールできる状態を維持する．

| 今回の目標 | アロマセラピーマッサージの流れに慣れ，緊張を軽減してリラクセーションを誘導する．緊張による首や肩のこりを改善する．

❀ ヘルスケアアセスメント

腰部，下腿部に冷えがあり，特に足部の冷えが顕著である．下腿部に浮腫がみられ，左側頭部，肩上部の圧痛が強い．頸部，肩部，腰部の筋緊張が強い．

❀ 今回のアロマオイルとレシピ

月経前症候群は，黄体ホルモンを中心としたホルモンバランスの崩れによるものといわれるが，発生にはさまざまな要因が複雑に関与しているため，原因は依然として不明である．

今回は，リラクセーション，ホルモン調整，鎮痛を主な目的としてオイルを選択した．真正ラベンダーには鎮静作用，ゼラニウム・ブルボンにはホルモン調整作用，ペパーミントには消炎鎮痛作用，フランキンセンスには鎮静作用や細胞成

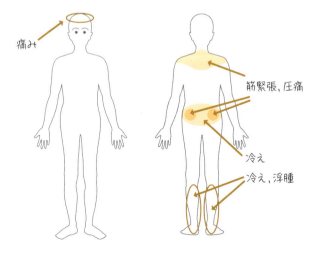

長促進作用が期待できる．刺激性と香りのバランスを考え，今回は真正ラベンダーをやや多めにブレンドした．やや敏感肌のため，キャリアオイルにはスイート・アーモンドオイルを選択し，1％濃度のブレンドオイルを作成した．

オイル	用量	目的	備考
エッセンシャルオイル			
真正ラベンダー	2滴	鎮静，抗炎症	代わりにカモミール・ローマンやイランイランなど
ゼラニウム・ブルボン	1滴	ホルモン調整，利尿	代わりにクラリセージなど
ペパーミント	1滴	消炎鎮痛，血行促進	代わりにローズマリー・カンファーなど．皮膚刺激性があるため多量には使わないこと
フランキンセンス	1滴	鎮静，保湿，鎮痛	代わりにサンダルウッドやローズウッドなど
キャリアオイル			
スイート・アーモンド	25 mL	保湿，低刺激	代わりにアプリコットカーネルなど

※不眠の症状がある場合は，上記のエッセンシャルオイルをティッシュに垂らし，枕元に置いて眠るのも効果的．

✿ アロマセラピーマッサージ

30分間の施術を希望されたため，痛みの強い上半身と下腿部を中心に施術を行った．腰部，下腿部に冷えがあり，特に足部の冷えが顕著である．

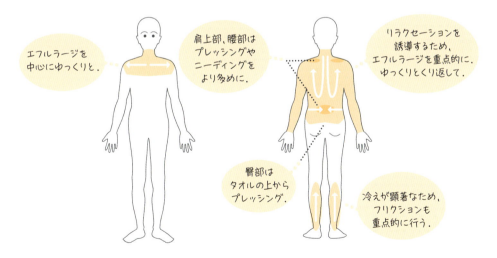

✿ 次回以降の留意点

初回施術後の，心身面の変化を確認し，施術後の疲れや筋肉痛がみられず特に問題がない場合は，大きくブレンド内容は変えずに施術

を行う．初回時よりリラックスしている様子であれば，前回よりもやや強めの刺激にしてみるのもよい．

もし，初回施術後に痛みや不調がみられた場合は，2回目のブレンド内容や刺激量を再考する．

その他

アロマセラピーに非常に興味があり，自宅でもできることをしたいとのことで，オイルを使った首のセルフマッサージ法や，入浴法についての指導を行う．

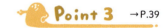

治療経過

その後，約3ヵ月間，2週間に1度の頻度（月経開始前後あるいは排卵時）でアロマセラピーを受療された．ブレンドは，原則としてほぼ同じだが，本人のその時の気分状態や身体状態により，フランキンセンスをローズウッドに変更したり，オレンジ・スイートを加えたりと，多少の内容変更を加えている．症状はほぼ毎回同じで，左の頸痛，腰痛，頭痛，足のむくみである．排卵時と月経前1～2日および月経開始日に症状が強い．さらに3ヵ月経過後は，2週間か1ヵ月に一度，月経開始前後あるいは排卵時の受療を定期的に継続している．

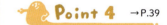

アロマセラピーを受けることで，気分転換ができ，痛みのことを少し忘れることができていることも，続けられる一つの要因になっている．

治療開始から4ヵ月後の月経で症状の軽減がみられ，頭痛も鎮痛薬は飲まずに漢方で乗り切れるようになってきた．頸痛と腰痛はまだ残っている．その後，月経前の頭痛には軽減がみられるが，月経の終わりかけに頭痛が出現するようになってきた．時々頭痛がする場合は，葛根湯を服用して様子をみて，改善しない場合のみ鎮痛薬を飲むようにしている．アロマセラピーショップでブレンドオイルを購入し，月経前に首筋などに塗布するようにしており，痛みはややマシなような気もする，という程度である．アロマセラピーを受けると，症状はすっきりするが，仕事が忙しくてタイミングよく受療できないときなどは，自宅でのセルフマッサージと，漢方薬および鎮痛薬で乗り切っている．

約1年間の治療により，頭痛の強さについては軽減がみられ，頭痛が出た場合でも，漢方やアロマセラピーである程度までのコントロールが可能になってきたといえる．現在も治療継続中である．

チェックポイント

Point 1
抑うつ症状が強くみられる場合は，オレンジ・スイートやグレープフルーツなどを用いることがある．今回は身体的症状が主であったため，あまり使用していない．

Point 2
初回の場合は，患者が好きな香りやなじみのある香り，目的に沿う作用をもつオイルであれば，できるだけその香り（あるいはそれに近い香り）のオイルを取り入れるようにすると，緊張感の軽減に役立つ．

Point 3
仕事をされていると特に，ちょうど施術を受けたいタイミングで来院できないことも多々あるため，家庭でのセルフケアである程度コントロールできるようにすることも重要になってくる．オイルの扱い方や注意点についても詳しく指導し，家庭で簡単に行うことができるような方法をわかりやすく説明することが必要である．

Point 4
睡眠が十分にとれず，緊張が強い場合には，リラクセーションをより強めるためにペパーミントを避けてローズウッドなどに変更したり，体調により匂いにより敏感になっている場合には，香りの強いゼラニウムあるいは真正ラベンダーの代替として，オレンジ・スイートを用いるなど，その時々の身体・精神状態によってオイルを使い分ける．

引用文献

1) 日本アロマセラピー学会編：アロマセラピー標準テキスト 臨床編，丸善出版，2010.
2) ジェーン・バックルほか：クリニカル・アロマテラピー 第3版 介護 福祉 医療の現場に活かす．フレグランスジャーナル社，2015.
3) 今西二郎：補完・代替医療 メディカル・アロマセラピー 改訂3版，金芳堂，2015.

（岸田 聡子）

Case 3 臭いが気になって眠れない！

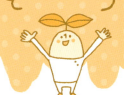

症例

- 64歳，女性
- 身長150 cm，体重51 kg
- 腎結石，びらん性胃炎，アレルギー性鼻炎

　不眠．寝つきが悪く，眠れない．特に冬（2，3月）になると，不安感が増して眠れない．

　鼻が敏感になったのか，以前は気にならなかった臭いが気になって，特に同居している息子のタバコの臭いが気になって仕方がなく，夜中も臭いで目覚めることがある．しかし，冷静になるとそんなに臭っているわけではない．

　手足や顔のほてりが時々感じられ，背中が詰まり，胸が苦しく，呼吸が苦しくなることもある．血便が出て不安になり，過換気のような症状が出たが，検査したところ腸に異常はなかった．自律神経が乱れ，悪い方に考えているのが自分でもわかる．

　漢方や鍼灸を半年受療し，精神的に落ち着いてきて，臭いに対して以前ほど攻撃的ではなくなってきた．ただ不眠や不安感はまだ残っているため，アロマセラピーも試してみたいと思い，来院した．

患者さんとの会話

P 何だか普段から，いろいろと考え過ぎて心配になって，なかなか眠れないのです．眠れないと，また不安感が増してきて，今まで気にならなかった息子のタバコの臭いまで気になって，一度気になりだすとまた眠れなくなります．

A 実際には，それほどきつい臭いではないのに敏感になってしまっているのでしょうか．

P はい．息子は気を遣って家でのタバコはやめてくれていますが，それでも，夜眠れないときにはやはりタバコの臭いがするような気がしてしまいます．鍼灸や漢方のおかげか，以前ほど気にはならなくなりましたが，不安感はまだなくなりません．

A 例えばどんなことで不安を感じますか？

P ちょっと胸が苦しくなったら，何か心臓の病気じゃないかとか，血便が出たら大腸癌かもとか，悪い方悪い方に物事を考えてしまって．でも検査をしたら何ともないのですが，<u>何ともないとわかるまでは，不安で不安で，首や肩がきゅーっと詰まってきて，背中まで詰まる感じがします．</u>

A 睡眠も十分にとられていませんし，精神的な不安から，普段のお身体の緊張も強いようですね．まずはお身体の緊張をほぐして，夜心地よく眠りにつけるような，不安を和らげる作用のある精油を選びましょう．鎮静作用がある精油はいろいろありますが，何か使われた経験がある精油はありますか？

P ラベンダーを自宅で焚いてみたことはあります．少ししてみただけですが，気分が落ち着く感じがしました．

A そうですか．香りに敏感とのことですし，使ったことがあってお好きな香りを一つ入れてみるのもいいと思いますので，真正ラベンダーは使いましょうか．鎮静効果も非常に高いです．よりリラクセーション効果を高めるために，ゼラニウム・ブルボンもいいですね．

また，今日はとても首と肩がこっているとのことですので，こりをほぐすことを目的に，血行促進作用のあるペパーミントも少し入れてみましょう．

> 不安が高まって筋緊張が亢進して，首や肩コリが常にひどい状態のようだ．まずはこの緊張軽減が必要．

Point 1 →P.45

アロマセラピーの実践

🚩 アロマケアの目標

短期目標 リラクセーションを誘導し，首・肩のこりを軽減する．

中期目標 気になる臭い以外のことに気持ちを切り替えられるようにする．

長期目標 入眠困難および不眠改善．

今回の目標 首，肩の筋緊張を軽減し，精神的なリラクセーションを体感してもらう．

❁ ヘルスケアアセスメント

頸部，肩上部，肩背部の筋緊張が非常に強い．分界項線に強い圧痛がある．前腕外側の筋緊張が顕著にみられる．

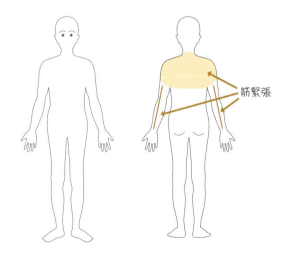
筋緊張

🍊 今回のアロマオイルとレシピ

過度の不安と精神的緊張により，交感神経優位の状態が長く続いていると考えられるため，緊張緩和を主な目的として精油を選択する．

タバコなどの不快な臭いは気になるが，好きな香りであれば問題ないため，嗜好性も重視してオイルを選択する．

真正ラベンダーには鎮静や抗不安作用，ゼラニウム・ブルボンには鎮静作用，ペパーミントには血行促進，鎮痛作用が期待できるキャリアオイルにはホホバオイルを選択．1％濃度のブレンドオイルを作成した．

オイル	用量	目的	備考
エッセンシャルオイル			
真正ラベンダー	2滴	鎮静，抗不安	代わりにオレンジ・スイートなど
ペパーミント	1滴	血行促進，鎮痛	代わりにローズマリー・カンファーなど
キャリアオイル			
ホホバオイル	20 mL	保湿	代わりにスイート・アーモンドなど

※香りが気になる場合は，上記の半分程度の濃度から試してみる．

🍊 アロマセラピーマッサージ

30分施術で，腹臥位，仰臥位で，肩部，頸部，背部，腰部，上肢の施術を行った．問診では多弁であったが，話したことで少し落ち着きがみられ，施術中は静かに受けられていた．リラクセーションを誘導するため，軽擦（エフルラージ）を重点的に行い，特に緊張が強い肩部については，徐々にやや圧を強めて行う．

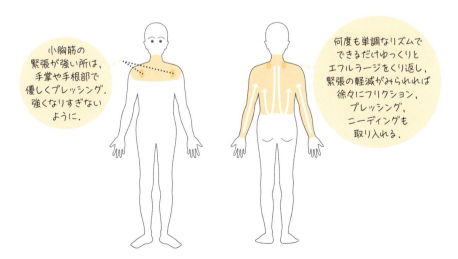

小胸筋の緊張が強い所は，手掌や手根部で優しくプレッシング．強くなりすぎないように．

何度も単調なリズムでできるだけゆっくりとエフルラージをくり返し，緊張の軽減がみられれば徐々にフリクション，プレッシング，ニーディングも取り入れる．

✺ 次回以降の留意点

初回施術中に少し眠りに落ちる場面もみられ，施術直後も笑顔がみられ，非常にリラックスされた様子であったため，大きな疲れや副作用がみられないようであれば，次回以降も同様に，リラクセーションと緊張緩和を目的として施術を行う．

臭いに敏感なため，香りが強過ぎると思われる場合は濃度を下げる．

自宅でティッシュを使って簡単にできる芳香浴の方法や，入浴時に精油を用いる方法を指導し，可能であれば自宅でアロマセラピーを行ってもらうようにするが，一つのことが気になると他のことが手につかないような傾向がみられるため，「しなければならない」という強迫観念をもたないように注意する．

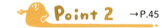 →P.45

治療経過

約1ヵ月に1度のペースで来院．

2回目施術時には，施術時間中ほとんど眠っており，初回時よりも緊張感が少なくなり安心して施術を受けているように思われた．

3回目施術時も，同様の香りの方が安心感をもてるようであったため，同じブレンドオイルを使用した．自宅での芳香浴やアロマバスは，行う気分的余裕がないため，精油を使用するのは来院時のみである．肩背部，肩上部の緊張の緩和がみられた．

4回目施術時は，前回同様，肩背部，肩上部の緊張緩和がみられた．前回までは非常に多弁であったが，問診時に話す時間が短くなり，話し方にも落ち着きがみられてきた．話の内容も，臭いや不眠のことだけではなく，家族のこと，生い立ちなど，広がりがみえてきた．

このブレンドオイルの香りが気に入っているとのことで，症状も落ち着いてきているため，動揺を与えないよう，毎回ほぼ同じブレンド内容で行った．不眠に関しては，よく眠れるときもあれば眠れないときもあり，波があるため，現在も治療継続中である．

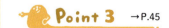 →P.45

チェックポイント

Point 1
　不安感が大きな患者の場合，初めてアロマセラピーを受ける時は，なじみのある香りがあればその精油を取り入れると安心感が得られることがある．

Point 2
　真面目で，不安や緊張を感じやすい患者の場合は，家庭でのケアなどのアドバイスについても，「絶対にしなければならない」と思い込んで心理的負担を与えることがないよう注意する．

Point 3
　香りに敏感に反応し，異なる香りになると緊張が増す患者の場合は，しばらくは同じブレンドで施術を行い，十分にリラックスがみられるようになれば，徐々に1種類ずつ精油を変えるようにして経過を観察していくとよい．

引用文献
1) 今西二郎：補完・代替医療 メディカル・アロマセラピー 改訂3版, 金芳堂, 2015.
2) シャーリー・プライスほか：プロフェッショナルのためのアロマテラピー 第3版, フレグランスジャーナル社, 2009.

（岸田 聡子）

赤ちゃんが欲しい

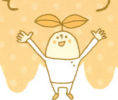

症例

- 36歳，女性　● 身長155 cm，体重47 kg　● 不妊症

　結婚後，すぐに妊娠を希望したが，なかなか妊娠せず，5年前から不妊専門のクリニックに通院している．検査の結果，不妊の原因は不明であるが，もともと月経が遅れ気味であり，基礎体温を計測すると，高温相が短かったり，低温相との差がはっきりしなかったりする．手足が冷えることも気になっている．夫側は，検査の結果，異常なし．

　5年間不妊治療を続けているが，タイミング療法ではうまくいかず，人工授精を試みたが，3回目を失敗したところ．仕事もしているため，治療のために仕事を休まなければならないなどのストレスに加え，費用面でも負担が大きくなってきているため，精神的なストレスが大きい．

患者さんとの会話

P 毎月，生理が来るたびに，ああまたダメだった，という失望感が大きくなってきて，そのたびにイライラしてしまい，主人にも当たってしまいます．このストレスが身体にもよくない，ということもわかっているので，何か解決法はないかと思って．

A お仕事もされていますし，治療に通う日を調整されるだけでも大変でしょう．

P そうなのです．今のところ職場には話していないのですが，次にステップアップするのであれば，事情を話すか……でも今のストレスを考えると，退職した方がよいのか，迷っているところでもあります．

A ストレスで，さらにホルモンのバランスが不安定になることもありますしね……．

P ただ，退職すると，今度は治療のことばかり考えてしまって，思い詰めてしまいそうなので，迷っているところです．とりあえず今は，治療を1回お休みして，まずは身体を休めてみようかと思っています．

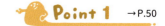

Ⓐ では，今日は何も考えずにゆっくり休んでいただけるような時間にした方がよいですね．身体の力を抜いて，心も穏やかになるように，また，ホルモンバランスも整えてくれるようなオイルとして，ローズやゼラニウム・ブルボンを使ってみましょう．また，冷えも気になるとのことですので，オレンジ・スイートも加えてみましょう．

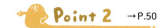

アロマセラピーの実践

🚩 アロマケアの目標

短期目標 心身の緊張をとる．悩みを一時的にでも忘れられる時間をつくる．

中期目標 冷えを改善させる．悩みをため込まず，気分転換しながら治療に臨めるようにする．

長期目標 月経正常化，心身の安寧．

今回の目標 身体の緊張を軽減し，冷えの変化，リラクセーションを体験してもらう．

🍊 ヘルスケアアセスメント

話し方に切迫感があり，焦りが感じられる．表情は硬く，不妊治療のことで頭が占められ，それによるストレスが非常に大きいことがうかがえる．

身体的には，手関節から手部，下腿下部から足部までの冷えが顕著であり，頸部，肩上部，肩背部の筋緊張が強い．

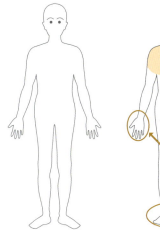
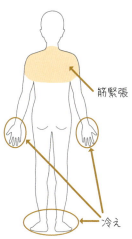

🍊 今回のアロマオイルとレシピ

不妊治療によるストレスが強いため，リラクセーションを主な目的として，鎮静作用が強い精油を選択する．

ローズ・オットーやゼラニウムには，鎮静作用，ホルモン調節作用，オレンジ・スイートには，抗うつ作用や血行促進作用が期待できる．

キャリアオイルにはスイート・アーモンドオイルを選択．1％濃度のブレンドオイルを作成した．

オイル	用量	目的	備考
エッセンシャルオイル			
ローズ・オットー	1滴	鎮静，ホルモン調節，抗うつ	代わりにイランイランなど
オレンジ・スイート	2滴	血行促進，抗うつ	代わりにグレープフルーツなど
ゼラニウム・ブルボン	1滴	鎮静，ホルモン調節	代わりにクラリセージなど
キャリアオイル			
スイート・アーモンドオイル	20 mL	保湿	代わりにアプリコットカーネルオイルなど

アロマセラピーマッサージ

60分施術で，腹臥位，仰臥位で，全身の施術を行う．冷えが顕著な部位については，軽擦（エフルラージ）と強擦（フリクション）を重点的に行い，手で温度変化を確認しながら施術する．身体の緊張がほぐれるよう，他の部位は軽擦を中心に行う．

寒さを感じやすいため，施術室は通常よりも室温を上げておくように留意する．

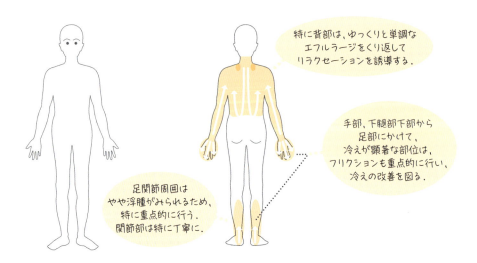

特に背部は，ゆっくりと単調なエフルラージをくり返してリラクセーションを誘導する．

手部，下腿部下部から足部にかけて，冷えが顕著な部位は，フリクションも重点的に行い，冷えの改善を図る．

足関節周囲はやや浮腫がみられるため，特に重点的に行う．関節部は特に丁寧に．

次回以降の留意点

初回施術中は，不妊治療の悩みや不安についてよく話していた．夫に話してもあまりわかってもらえず，友人の中にも話せる相手がほとんどいないとのことで，話すことである程度ストレスが軽くなるようであった．

想像していたよりもソフトで体がすっきりし，手足がポカポカし

ています，と喜ばれ，表情の硬さも少し和らいでいた．

❋ その他

　ストレスコントロールを目的として，自宅でできるアロマバスおよび手浴や足浴の方法や，枕元にオイルを数滴垂らしたティッシュを置いて就寝するなどの，簡単にできる方法を紹介した．また，冷え改善のためのマッサージ法や注意点，ストレッチも指導した．

治療経過

　初回施術の日は，夕方から非常に眠くなり，早くに床に就き，朝すっきり目覚めることができたとのことであった．

　2回目施術時にも，仕事や不妊治療，家族の話など，いろいろと話していた．両親にも，治療についてなかなか理解してもらえないこともストレスになっている．夫は，協力的ではあるが，つらさをあまり理解はしていないため，イライラが募る．親子連れを見るだけでもつらく，治療中の知り合いが妊娠したことも，素直に喜べない自分が嫌になっている．

　1回目施術後の爽快感を覚えているためか，2回目はより安心して施術を受けられていた様子．

　3回目施術時は，使用しているそれぞれの精油について，成分や効能など，詳しいことを知りたいとの希望があり，施術をしながらお話しした．前回施術を終え，帰宅した後，良い香りがすることに夫が気づき，施術について夫が興味をもったとのことで，アロマについて夫とのコミュニケーションが増えたと嬉しそうに話す．

　施術を受けると，いつも手足がポカポカと温かくなり，気持ちよく眠くなり，夜もよく眠れる．頸部，肩上部の筋緊張は軽減がみられる．

　基礎体温については今のところ顕著な改善はなく，不妊治療はお休みしたままであるが，ゆっくりとした時間を過ごすことができ，夫とも落ち着いて話ができるようになったことを喜ばれている．現在も治療継続中である．

チェックポイント

Point 1
　不妊治療の詳細については，ストレスの大きな原因になってはいるが，本人から話がない以上はこちらからあえて聞かないようにする．

Point 2
　一時的にでも悩みを忘れて，心身を解放できるような時間になるようにする．

引用文献
1）シャーリー・プライスほか：プロフェッショナルのためのアロマテラピー　第3版，フレグランスジャーナル社，2009．

（岸田　聡子）

Case 5 足の痛みを気にせず，もっと踊りたい

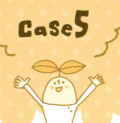

症例

- 84歳，男性
- 身長160 cm，体重55 kg
- 高血圧，S字状結腸癌（20年前に手術）

足のむくみ．大腿部から足部までむくむが，特に膝から下のむくみが気になる．社交ダンスが趣味で，週に2〜3回通っている．自宅では青竹踏みをしたり，セルフマッサージをしたりしてケアしている．

患者さんとの会話

- Ⓟ 以前はそんなことなかったのに，最近足のむくみが気になります．
- Ⓐ むくみが気になる時，何か対策はされていますか？
- Ⓟ 自分なりに，足を上げて寝たり，ふくらはぎのマッサージや青竹踏みをしているが，あまりよくならない．あまり冷えは感じません．朝は少しマシで，夕方になるとむくみがきつくなります．
- Ⓐ 病院で検査は受けられましたか？
- Ⓟ 病院で検査してみましたが，心臓，腎臓に異常はなく，原因不明だといわれました．血液検査の結果も正常値とのことです． **Point 1** → P.54
- Ⓐ マッサージ院や接骨院などで治療を受けられたことはありますか？
- Ⓟ ちゃんとした所で受けたことはありませんが，温泉旅行に行った時にマッサージを受けることはあって，そんなときはちょっと足が楽になったように思いました．アロマセラピーは初めてです．
- Ⓐ 精油の薬理作用と，マッサージとの相乗効果が期待できますよ．今回は，むくみ軽減が期待できる，柑橘系精油や，ジュニパー・ベリー，サイプレスなど，利尿作用やうっ滞除去作用，血行促進作用があるオイルを中心に選んでみましょう．

アロマセラピーの実践

🚩 アロマケアの目標

短期目標 浮腫を軽減する．
中期目標 浮腫軽減の維持．快適に踊れるようにする．
長期目標 浮腫の再発防止．踊れる時間を増やせるようにする．

今回の目標 緊張をとり，浮腫の軽減を実感してもらう．

✳ ヘルスケアアセスメント

下肢，特に膝から足部にかけて顕著な浮腫がみられる．圧痛なし．
下肢前面にはやや筋緊張がみられる．

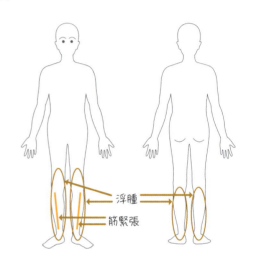

✳ 今回のアロマオイルとレシピ

浮腫軽減を主な目的として精油を選択する．
利尿作用，うっ滞除去作用，血行促進作用が期待できる，グレープフルーツ，サイプレス，ジュニパー・ベリーを選択し，キャリアオイルで希釈．乾燥肌のため，キャリアオイルにはスイート・アーモンドオイルを選択し，0.5％濃度のブレンドオイルを作成した．

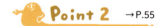 →P.55

オイル	用量	目的	備考
エッセンシャルオイル			
グレープフルーツ	1滴	利尿，リンパ浮腫改善	代わりにオレンジ・スイート，レモンなど
サイプレス	1滴	うっ滞除去，利尿	代わりにローズマリー・カンファーなど
ジュニパー・ベリー	1滴	うっ滞除去，利尿	代わりにペパーミントなど
キャリアオイル			
スイート・アーモンドオイル	30 mL	保湿	代わりにアプリコットカーネルなど

※高齢者でなく，皮膚に問題がない場合は，濃度を1％程度から始めてもよい．冷えが強い場合は，ブラックペッパーを少量用いることもあるが，禁忌に注意．

✿ アロマセラピーマッサージ

　下肢後面は，まず足先から足の付け根まで，求心性に，軽擦（エフルラージ）を重点的に行う．足底部は，土踏まずにやや強めの強擦（フリクション）と圧迫（プレッシング）を加え，踵部，外踝，内踝の周りは四指で丁寧に軽擦および強擦．アキレス腱も両側から拇指強擦を行う．ふくらはぎは，手掌での揉捏（ニーディング）や，拇指腹での強擦を加え，膝窩部には軽めの刺激を加える．

　下肢前面は，同様に足先から求心性に軽擦を行い，足指の運動法，足背骨間部の強擦，外踝・内踝周辺の軽擦および強擦，足関節部，足関節から膝下までの軽擦および強擦を行い，膝関節の周りを拇指腹でほぐし，軽く圧迫を加える．

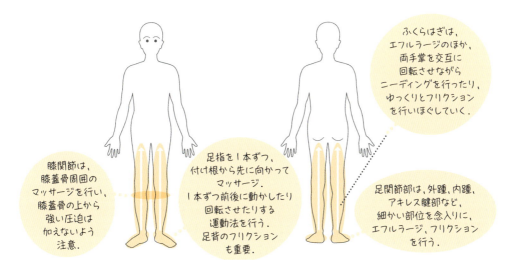

✿ 次回以降の留意点

　高齢で，肌もやや乾燥気味のため，ブレンドオイルの濃度は0.5％で作成しているが，施術後に皮膚に異常が出ていないかを確認して，次回以降の濃度を決めていく．マッサージの刺激についても，施術後やその翌日などに，疲労が出現していないかを確認し，その状態によって次回以降の刺激量を考慮する必要がある．

✿ その他

　身体に良いと思うことは，つい一生懸命に取り組み過ぎる傾向があるため，自宅での運動法などについても，無理をし過ぎないよう，

第2章 実践例で学ぶプロの"ワザ"と"考え方"

どのぐらいの強さでどのぐらいの時間行う，と具体的な指示を出しておく必要がある．

ダンスをがんばり過ぎた後にむくみを感じるのは，筋肉に負荷をかけ過ぎたためと考えられるため，十分に休養をとる必要性を説明しておく．

治療経過

約1週間に1度のペースで来院．

皮膚刺激もなく，疲労もないとのことなので，2回目以降は0.8％程度の濃度のブレンドオイルを使用したが，問題はなかった．

施術後は，3日ほどは足のむくみが楽な状態が続くが，その後またむくみが気になってくる．多いときには週に2回の施術を行った．

初回施術時は，緊張が高かったが，2回目以降は大変リラックスして受療されており，受療途中で眠りについていることもあった．浮腫の状態は，約3週間経過後辺りから軽減がみられており，自宅でのケアや運動の相乗効果もあり，浮腫軽減の持続時間が長くなってきたように感じられた．本人も，マッサージを受けていると調子が良く，「ダンスをしていても足が軽い」と感じられ，自宅でのケアも意欲的に毎日続けている．

3ヵ月ほど治療後は，徐々に受療の間隔を延ばし，現在は2，3ヵ月に1度の施術を行っている．

自宅でできるケアについても質問があったため，簡単なツボ（承山，足三里，解谿，太谿）の位置と押し方を指導した．

 チェックポイント

Point 1

浮腫の原因となる疾患としては，腎臓病，心不全，肝硬変，薬剤性などさまざまなものがあるため，これらの疾患の可能性の有無を検査してもらうことが重要である．それにより，使用できる精油の種類も限られる場合がある．特に，腎臓病の場合には，浮腫で多用

するジュニパー・ベリーの使用ができなくなるため注意が必要である．

Point 2

　高血圧以外に特に持病はないが，84歳と高齢のため，最初は0.5%ほどの低い濃度から試してみる方がよい．マッサージ刺激も，少なめにして様子をみていく必要がある．

引用文献

1）今西二郎：補完・代替医療 メディカル・アロマセラピー 改訂3版, 金芳堂, 2015.

（岸田 聡子）

肩こりがひどくて

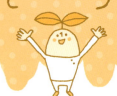

症例

- 53歳，女性　● 身長155 cm，体重45 kg　● 既往歴なし

肩こり，ストレス．足のむくみ．特に左（外反母趾傾向のせいかも）．勤務医として常勤で働いているが，勤務が過酷でストレスが多く，睡眠不足になっている．肩こりは，特に右肩甲骨付近がピンポイントでこっている気がする．マッサージには，時間がとれた時に思いついて不定期に行く程度．

足は，むくみと，左膝の裏にだるさを感じる．指圧などでぐっと押してもらうとやや楽になるが，すぐまた元に戻る．

患者さんとの会話

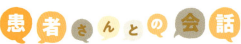

P とにかく仕事が忙しく，代わりの医師がいないため休むこともできず，「休めない」と思うと余計にストレスがたまり，眠れないので疲労もたまり……という悪循環になっています．肩こりは，もともとありますが，こういうストレスのせいか，最近よりひどくなったように思います．

A こったと感じた時に，何か対策はされていますか？

P 時間があればマッサージに行くこともありますが，時間がないことが多いので，自分で押してみています．肩甲骨の方は，手が届かないので，木でできたツボ押し器具などでゴリゴリと押すことがあります．初めは気持ちよかったのですが，最近あまり効果を感じません．

A 足の方はどうですか？

P 寝る前に，自分でふくらはぎや膝裏を少し揉むことはありますが，疲れて何もせず寝てしまうことの方が多いです．

A 今までアロマセラピーをされたことはありますか？

P エステなどで受けたことはありますが，治療を目的として受けるのは初めてです．香りは好きだけど，家でアロマセラピーを楽しむ余裕はないですね．

A こりとむくみが強いようですので，血流改善作用が期待できるローズ

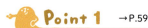
Point 1　→P.59

硬い器具でゴリゴリと強刺激を与えすぎて，ほぐれにくくなっているようだ．

疲れすぎて，家庭でのケアを行うのは難しそうだ．

マリーや，抗炎症作用をもつ真正ラベンダーやカモミール・ローマン，うっ滞除去作用が期待できるジュニパー・ベリーなどを入れてみましょう．真正ラベンダーやカモミール・ローマンは，鎮静作用も期待できますので，不眠に対しても良いと思います．

アロマセラピーの実践

🚩 アロマケアの目標

| 短期目標 | 身体全体の緊張を緩め，短時間でもリラックスできる時間を確保する．

| 中期目標 | 寝つきをよくし，肩こりと足の浮腫を軽減させる．

| 長期目標 | 不眠，肩こり，足の浮腫の再発防止．

| 今回の目標 | 肩の筋緊張，足の浮腫を軽減し，精神的なリラクセーションを体感してもらう．

❇ ヘルスケアアセスメント

　頸部，肩上部，肩背部の緊張が強く，特に右肩甲骨上角内縁部に顕著な硬結がみられる．

　膝から下，前脛骨筋の筋緊張が強く，後面には浮腫がみられる．

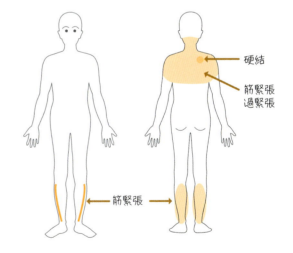

❇ 今回のアロマオイルとレシピ

　肩部，頸部の顕著な筋緊張の軽減のため，血行促進，抗炎症，鎮痛作用をもつ精油として，ローズマリー・カンファー，カモミール・ローマン，浮腫改善のため，利尿作用，うっ滞除去作用をもつジュニパー・ベリーを選択する．過労と不眠のため，疲労がたまり，心身共に緊張状態が長く続いているため，カモミール・ローマンのリラクセーション作用も期待できる．

　キャリアオイルにはホホバオイルを選択．1％濃度のブレンドオイルを作成した．

オイル	用量	目的	備考
エッセンシャルオイル			
ローズマリー・カンファー	2滴	血行促進	代わりにペパーミントなど
カモミール・ローマン	1滴	抗炎症, 抗けいれん, 鎮痛	代わりに真正ラベンダーなど
ジュニパー・ベリー	1滴	利尿, うっ滞除去	代わりにサイプレスなど
キャリアオイル			
ホホバオイル	20 mL	保湿	代わりにスイート・アーモンドなど

アロマセラピーマッサージ

60分全身施術で, 特に肩背部, 下腿部は重点的に行った. 緊張が強い様子であったため, 最初はエフルラージを念入りにくり返し, 緊張が和らいでくると徐々に圧を強めていった. こりの強い部分については, やや強めの刺激で拇指でのプレッシング, ニーディングを加える.

浮腫がみられる下腿部は, エフルラージに加えてフリクションや手掌でのニーディングなどを行うが, 患者の様子をみながら, 圧が強くなり過ぎないように注意する.

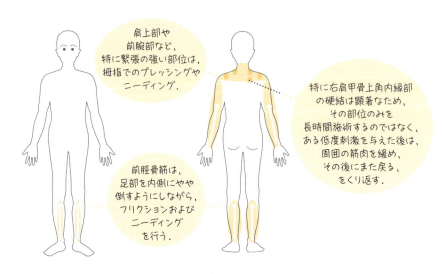

次回以降の留意点

身体につらい所があると, その部分だけを気にし過ぎる傾向がみられ, その部分を重点的に行い満足すると, その後は精神的にも落ち着いて施術を受けられるようであった. つらい部分以外は, リラクセーションを求めていたため, できるだけ単調なリズムで, リラ

クセーション誘導ができるように施術を行う.

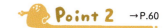

治療経過

約1ヵ月に1度，時間がとれる時に不定期に予約．

2回目施術時には，仰臥位での施術中に眠りに落ち，初回よりもかなりリラックスしている様子であった．ただ，施術中も仕事関係で電話がかかり，携帯電話で応対するなど，激務で仕事からなかなか離れられず，緊張が続く場面もあった．施術後は，かなり楽になったとの感想であった．

3回目施術時は，寝不足が続いているのでリラックスしたいとの希望があり，ローズマリー・カンファーを真正ラベンダーに変えたブレンドで施術．施術中は少し眠り，会話も増えてきた．肩部の硬結は残っているが，軽減がみられている．足の浮腫は，施術後数日は軽減しており，また激務になるとすぐ増悪しているとのこと．

自宅でのケアができればより予防できるが，自宅でアロマセラピーを行う時間や精神的な余裕がないとのことであり，来院時にのみアロマセラピーを行い，自宅では，精油を浸み込ませたティッシュを持ち帰っていただき，就寝時に使用してもらう程度であった．そのほか，足指の運動法，簡単なリラクセーション法を指導した．

それ以後は，不定期に3回来院し，勤務先の異動に伴い来院が難しくなったため，治療終了．

チェックポイント

Point 1

背中や肩甲骨など，自分で手が届きにくい部分にピンポイントで大きなこりや疲れを感じている場合，硬い材質の器具を使って強い刺激を与えたり，それでもだんだんと満足できずより強い刺激を求め，時には家具の角やビール瓶などで，過度に強い刺激を与え続け，結果，より筋肉が硬くなってしまうという悪循環を引き起こす場合がある．強い刺激を求める患者については，このような危険性をよ

く説明し，納得してもらった上で施術に入る．

Point 2

つらい部分があると，その部分を十分に施術してくれるのか，非常に気にかかり落ち着かない様子がみられる場合がある．その場合は，従来の施術順序にこだわらず，まずはつらい部分を十分に施術してから他の部位に移るようにすると，安心して他の部位の施術もリラックスして受けていただける．

つらい部分の満足度が低いと，他の部位でどれほど十分な施術をしても，その不満だけが残りやすい．

引用文献

1) シャーリー・プライスほか：プロフェッショナルのためのアロマテラピー 第3版，フレグランスジャーナル社, 2009.
2) ジェーン・バックルほか：クリニカル・アロマテラピー 第3版 介護 福祉 医療の現場に活かす，フレグランスジャーナル社, 2015.

（岸田 聡子）

がんばり過ぎかしら？

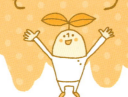

症例

- 35歳，女性　● 身長161 cm，体重52 kg　● 突発性難聴

背中，肩，首，頭のこり，めまい，動悸など．毎日仕事帰りに接骨院に行くが，身体ががちがちであまり楽にならない．派遣社員として勤務しているが，いつも最後は体調を崩して職場を辞め，しばらく休養しているとマシになり，また仕事を始める，のくり返し．仕事はいつも一生懸命にやり過ぎてしまい，後で疲れが出る．緊張がずっと続いている感じ．メンタルクリニックでは，うつではないと言われた．どんな方法でも，少しでも楽になればと思い，来院した．

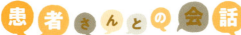

P 仕事自体はやりがいもあるし，つらくはないのですが，一生懸命にし過ぎるのか，体も心もずっと緊張したような状態で，楽にならないのです．
何か不安があると，すぐ体ががちがちに硬くなって，めまいが起こります．職場で過呼吸を起こしたこともあります．

A しばらく仕事を休んで，自宅で静養していると，マシになるのですね．

P はい．でも仕事は好きだし，長い間家にジッとしているのもストレスがたまってしんどいし，生活もあるので，また仕事を始めると，同じ状態に陥ってしまって．

A 毎日接骨院に行っていたとのことですが，接骨院で治療を受けると楽になりましたか？

P 接骨院では，主にマッサージのようなことをしてもらいましたが，その時は少し楽ですがあまり変わらなくて．でも一度，いつもより少し長めの時間施術をしてもらったら，次の日とても疲れてしまったので，それからは，いつも短時間にしてもらっています．

A 夜はよく眠れますか？

P あまり寝つきがよくなくて，寝られないと，いろいろ考え過ぎて，悪

い方悪い方へと物事を考えてしまいます．何とか寝られないかと思い，以前アロマポットを買って，ラベンダーのエッセンシャルオイルを垂らして寝室で焚いてみたら，少しリラックスして寝やすい気がしたので，アロマセラピーマッサージはどうかなと思って伺ってみました．

Ⓐ 少し頑張り過ぎたり，身体に力が入って緊張している時間が長いようですので，まずは自然に力が抜けるようなリラクセーション効果のある精油や，不安感を軽減する精油をブレンドしてみましょう．刺激に敏感なように思われますので，初めは少なめの刺激で，短時間で様子をみて，お疲れが少ないようなら次回から少し時間を伸ばしてみましょう．

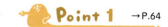 →P.64

アロマセラピーの実践

🚩 アロマケアの目標

短期目標　首，肩，背中の緊張軽減．
中期目標　入眠困難の改善，全身的緊張の緩和，めまいの軽減．
長期目標　全身的緊張緩和の継続，めまいの消失．

今回の目標　首，肩，背中の筋緊張と，精神的緊張を軽減する．適切な刺激量を図る．

🍊 ヘルスケアアセスメント

頸部，肩上部，肩背部，背部，前胸部の筋緊張が非常に強い．分界項線，こめかみに圧痛．

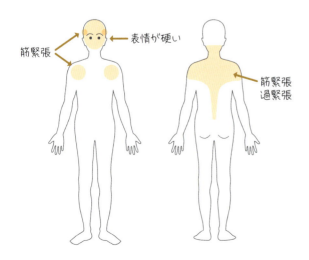

今回のアロマオイルとレシピ

緊張緩和と疲労軽減，精神的リラクセーションを主な目的として精油を選択する．

オレンジ・スイートには気分高揚作用や血行促進作用，真正ラベンダーとフランキンセンスには鎮静作用や抗炎症作用が期待できる．

キャリアオイルにはスイート・アーモンドオイルを選択．1％濃度のブレンドオイルを作成した．

オイル	用量	目的	備考
エッセンシャルオイル			
オレンジ・スイート	2滴	気分高揚，血行促進	代わりにグレープフルーツなど
真正ラベンダー	1滴	鎮静，抗炎症	代わりにカモミール・ローマンなど
フランキンセンス	1滴	鎮静，抗炎症	代わりにサンダルウッドなど
キャリアオイル			
スイート・アーモンドオイル	20 mL	保湿	代わりにアプリコットカーネルなど

※うつ症状がある場合は，サンダルウッドは避ける．

アロマセラピーマッサージ

30分施術で，腹臥位，仰臥位で，肩部，頸部，背部，腰部，上肢の施術を行った．初めは緊張がみられ，力がうまく抜けない様子であったが，施術が進むにつれリラックスされていった．特に緊張が強い頸部，肩部は，強く押されることで満足度が高まるようであったが，鍼灸治療も併せて受療していることもあり，刺激過剰にならないよう，圧の緩急をつけながら施術を行った．

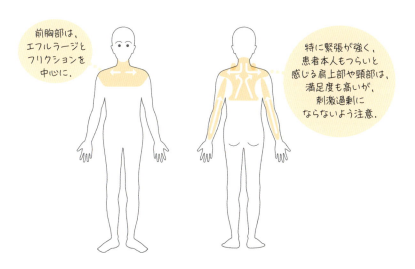

前胸部は，エフルラージとフリクションを中心に．

特に緊張が強く，患者本人もつらいと感じる肩上部や頸部は，満足度も高いが，刺激過剰にならないよう注意．

次回以降の留意点

施術直後は，こりもほぐれ心地よい状態であったため，この後大きな疲れや副作用がみられないようであれば，次回以降は，全身状態が悪くなければ全身施術も行っていく．自宅が遠方のため，自宅で行えるリラクセーション法を指導した．

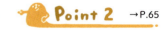 Point 2 →P.65

その他

自宅が遠方のため，来院できた時に少しでも多く治療を受けたいと望まれるが，刺激過剰になるおそれがあることを十分に説明の上，施術を受けていただく．

治療経過

約3ヵ月に1度のペースで来院．

漢方，鍼灸治療も組み合わせて治療を受けている．初回時の施術後，身体がすっきりした感覚があったため，2回目以降の受療にも積極的であった．

5回来院されたが，その時その時の仕事やライフスタイルの状況により，身体的精神的状態に波があった．施術自体はリラックスして受療しており，会話も多い．30代の女性として，仕事，恋愛，結婚に関して，今後の人生への不安も大きいようにみられた．会話することにより，張りつめているものがとれていく様子がみられる場合は，傾聴する．

その後，遠方で結婚し妊娠したため，通院終了となった．

 チェックポイント

Point 1

1回で急いで治したい，という焦りが感じられるため，時間をかけて徐々に回復を目指していくことに納得してもらう．

Point 2

何事にも一生懸命に取り組み過ぎてしまう傾向があるため，できるだけ簡便に，手間がかからない方法を指導する．

引用文献

1) 今西二郎：補完・代替医療 メディカル・アロマセラピー 改訂3版, 金芳堂, 2015.

（岸田 聡子）

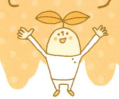

Case 8 出産が不安で……

症例

- 34歳, 女性　● 身長160 cm, 体重75 kg　● 既往歴なし

妊娠8ヵ月. 肩こり, 足のむくみがつらく, 初めての妊娠のため, 出産に対する不安が大きい.

自宅で, 夫にマッサージをしてもらうと少し楽になる. お腹が大きくなり, 眠る姿勢も横向きのみになるからか, よく眠れていない気がする.

患者さんとの会話

- Ⓟ 初めての妊娠で, わからないことばかりなので不安です. お腹が大きくなってから, むくみが気になり, 肩こりはもともとありますが, さらにひどくなってきてつらいです.
- Ⓐ 出産も近いですから, 不安もありますよね. 肩は, 時々ご主人がマッサージしてくださるそうですね.
- Ⓟ 助かるのですが, でも主人も仕事で疲れているだろうし, あまりお願いするのも申し訳なくて, つい遠慮してしまいます.
- Ⓐ 夜もよく眠れていないとのことですが.
- Ⓟ お腹が大きいので, 横向きで寝るのですが, 寝返りを打つのもしんどくて, でも同じ姿勢ばかりで寝るのもしんどくて, 寝方を意識しているからか熟睡できていない気がします. それと, 出産に対する不安もあって, いろいろ考えてしまうからか, 寝つきもあまりよくないです. アロマセラピーはリラックスできると聞いたので, 眠るときに使うと良いかなと思って.
- Ⓐ オレンジ・スイートやローズウッドは, 鎮静作用も期待できますし, 不安を軽くするのに役立ちます. 利尿効果や血行改善作用もあるので, むくみや肩こりにも良いと思います.

アロマセラピーの実践

🚩 アロマケアの目標

- 短期目標　不安軽減，肩こり，足のむくみの軽減．
- 中期目標　入眠改善，不安軽減，肩こり軽減と足の浮腫軽減の持続．
- 長期目標　体の不調や不安を軽減し，心身共に良い状態で出産に臨めるようにする．

- 今回の目標　肩の筋緊張，足の浮腫を軽減し，不安を軽減．今後頻繁に来院することが難しいため，セルフケアの方法も習得してもらう．

❀ ヘルスケアアセスメント

頸部，肩上部，肩背部の緊張が強い．足関節から足部にかけて浮腫がみられる．

❀ 今回のアロマオイルとレシピ

妊娠中のため，ホルモンへの影響が特に危惧されるオイルや，刺激の強いオイルは避けるようにする．肩部，頸部の筋緊張軽減のため，鎮痛，鎮静作用，血行促進作用が期待できるローズウッド，むくみに対して利尿作用が期待でき，不安軽減作用をもつオレンジ・スイートを使用する．

キャリアオイルにはスイート・アーモンドオイルを選択．1％濃度のブレンドオイルを作成した．

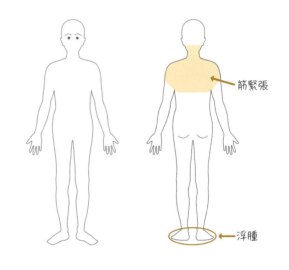

筋緊張

浮腫

オイル	用量	目的	備考
エッセンシャルオイル			
オレンジ・スイート	2滴	不安軽減,利尿,鎮静	代わりにマンダリンなど
ローズウッド	2滴	鎮静,鎮痛,血行促進	代わりにプチグレンなど
キャリアオイル			
スイート・アーモンドオイル	20 mL	保湿	代わりにアプリコットカーネルなど

🍊 アロマセラピーマッサージ

　妊娠後期のため，側臥位（シムス位）および座位で，肩背部，上肢，下腿部後面〜足部を中心に，30分施術を行った．全体に刺激量は少なめにし，緊張緩和を目的とし，軽擦（エフルラージ）や軽い揉捏（ニーディング）を中心に行った．

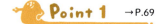
Point 1　→P.69

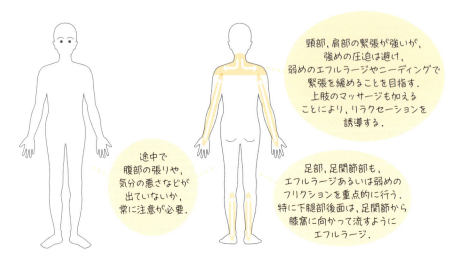

頸部，肩部の緊張が強いが，強めの圧迫は避け，弱めのエフルラージやニーディングで緊張を緩めることを目指す．上肢のマッサージも加えることにより，リラクセーションを誘導する．

途中で腹部の張りや，気分の悪さなどが出ていないか，常に注意が必要．

足部，足関節部も，エフルラージあるいは弱めのフリクションを重点的に行う．特に下腿部後面は，足関節から膝窩に向かって流すようにエフルラージ．

🍊 次回以降の留意点

　妊娠8ヵ月で，やや遠方から来られているため，出産まで何度も来院することが難しい状況である．夫に付き添われ，何かできることはないかと非常に意欲的であり，自宅でできる，アロマセラピーを用いたリラクセーションの方法を習得していただく．来院された時には，初回とあまり大きく方法を変えず，セルフケアでは難しい，頸部や肩部のこり軽減や，足のむくみ軽減を目的としたマッサージを行う．

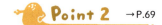
Point 2　→P.69

治療経過

　初回来院から，2週間後に再来院．
　初回施術後には，肩が軽くなり，当日はよく眠れた気がするとのことであった．2回目施術時には，初回時よりも多弁で，より力が抜けている感触があった．出産の不安はまだあるが，生まれてからのベビーマッサージなどにも興味をもつようになり，気持ちが前向きになっていることがうかがえた．

自宅でのケアとして，カモミール・ローマンやオレンジを浸み込ませたティッシュを枕元に置いて寝たり，入浴時にアロマバスとして使用することは，簡便で効果も感じられるため，ほぼ毎日続けている．夫によるマッサージも効果的で，コミュニケーションをとる良いきっかけにもなっている．

　その後臨月に入ったため，来院が難しくなり，自宅でのセルフケアのみ続けた．分娩時には，オレンジ・スイートをハンカチに浸み込ませたものを持参し，吸入することで不安が軽減されたと後日報告があった．

 チェックポイント

Point 1

　仰臥位低血圧症候群を防ぐため，仰臥位での施術は行わない．座位やシムス位でも，お腹の張りなど，患者の変化に常に留意する．

Point 2

　家族にも積極的に協力してもらうことにより，本人が抱える不安や悩みを共有できるきっかけづくりにもなる．

引用文献

1) シャーリー・プライスほか：プロフェッショナルのためのアロマテラピー 第3版，フレグランスジャーナル社，2009．

（岸田 聡子）

介護が大変

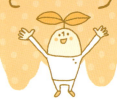

症例

- 73歳，女性　● 身長147 cm，体重40 kg　● 既往歴なし

75歳の夫と2人暮らし．夫の足が悪く，歩けないため，車椅子でリハビリに通っている．夫は170 cm以上あり，がっしりと大柄なのに対し，本人は小柄で，車椅子を押すにも大変で疲れる．介護生活で精神的にもストレスがたまり，寝ても疲れがとれず，体重も落ちてしまった．

患者さんとの会話

Ⓟ 車椅子を毎日押しているのですが，重くて大変です．普段はほとんどつきっきりで，買い物に行く時間もないぐらいなのですが，リハビリに行ってくれている間は，私は自由時間がとれるので，一度リフレッシュにアロマセラピーを受けに来てみようかと思いました．

Ⓐ ご主人はかなり大柄な方のようですから，介護される方のご負担も大きいですね．

Ⓟ そうなのです．主人はもともとあまりしゃべる方ではなかったのですが，歩けなくなってから余計にイライラがたまるようで，会話もほとんどないですし，私が外出したら怒るし，気の毒とは思いながらもこちらも煮詰まってきて……．

Ⓐ そうですか……．介護は毎日のことですから，ご自身が心身を休める時間を何とか確保しないと，お体だけではなく，心のお疲れがとれませんね．

Ⓟ 家で何かできないかな，と思って，前に人にもらったラベンダーのオイルを嗅いでみたら，ちょっとホッとできたので，アロマがいいかなと思って．

Ⓐ ラベンダーが気に入られたのですね．じゃあこれに，少しオレンジなども足してみましょうか．いかがでしょう？

Ⓟ あ，いい香り！香りを嗅いだだけでも，日常からちょっと抜け出せた感じがします❶．

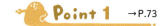

アロマセラピーの実践

🚩 アロマケアの目標

- 短期目標 疲労軽減, リフレッシュ. 何も考えずに休める時間をとる.
- 中期目標 ストレス軽減, 活力の回復, 良質な睡眠をとる.
- 長期目標 精神安定の持続, 精神的・身体的にリラックスできる時間を増やす.

今回の目標 リラクセーションを体感してもらい, 身体的・精神的緊張の軽減につなげる.

❇ ヘルスケアアセスメント

頸部, 肩上部, 前胸部, 前腕に強い緊張がみられる (時間的都合で, 上半身のみの施術).

アロマセラピーマッサージは初めて受けられるため, 手部のマッサージも入念に行い, 緊張を緩和する.

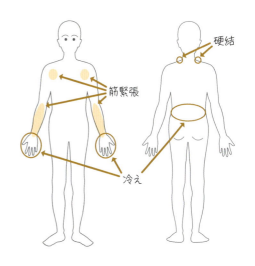

❇ 今回のアロマオイルとレシピ

リラクセーションを誘導し, 精神的にもリフレッシュできるよう, オレンジ・スイートを選択する. また, 頸部や肩部の筋緊張緩和のため, 真正ラベンダーとマジョラムを使用する.

キャリアオイルにはスイート・アーモンドオイルを選択. 1%濃度のブレンドオイルを作成した.

オイル	用量	目的	備考
エッセンシャルオイル			
オレンジ・スイート	2滴	不安軽減, 鎮静	代わりにマンダリンなど
真正ラベンダー	2滴	鎮静, 鎮痛, 血行促進	代わりにカモミール・ローマンなど
マジョラム	1滴	筋肉弛緩, 鎮静	代わりにサイプレスなど
キャリアオイル			
スイート・アーモンドオイル	20 mL	保湿	代わりにアプリコットカーネルなど

✣ アロマセラピーマッサージ

　腹臥位および仰臥位で，肩背部，上肢を中心に，30分施術を行った．リラクセーション誘導のため，ゆっくりと単調なエフルラージをくり返し，身体の余分な力が抜けているかどうかを確認しながら行う．

✣ 次回以降の留意点

　介護中のため，夫のリハビリ中に来られるタイミングで，リハビリされている時間内で受けていただくことになるため，ご本人の好きな時間に来たり，全身マッサージをする時間を確保したりすることは難しい．上半身のみ，あるいは手足のみのマッサージで，その時間だけは日常のストレスを忘れてリラックスできるよう，ゆったりとした雰囲気づくりも心がける必要がある．また，介護がつらいという話を誰かに聞いてもらうことで，気持ちが晴れてくると話されているため，できるだけ施術中も耳を傾け，話をしやすい雰囲気づくりを心がける．

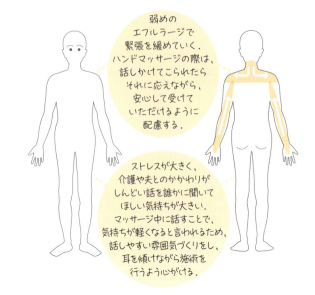

弱めのエフルラージで緊張を緩めていく．ハンドマッサージの際は，話しかけてこられたらそれに応えながら，安心して受けていただけるように配慮する．

ストレスが大きく，介護や夫とのかかわりがしんどい話を誰かに聞いてほしい気持ちが大きい．マッサージ中に話すことで，気持ちが軽くなると言われるため，話しやすい雰囲気づくりをし，耳を傾けながら施術を行うよう心がける．

治療経過

　初回施術後は，少し体が重だるい感じがし，夜は早めに眠りにつき，朝すっきりと目覚めることができた．2回目来院時には，アロマセラピーに対する興味が大きくなっており，いろいろなオイルを試してみたいので，家でできるやり方も教えてほしいとのご希望であった．

　施術時にもリラックスして受けられるようになり，2回目施術以降は，施術中に眠りにつかれていることも多くなってきた．

　夫のリハビリ中は来られていたが，その後夫の容体が変化されたため，現在は通院を中止された．

チェックポイント

Point 1
日常のわずかな自由時間で，心身を楽にできるように，リラクセーション効果のある精油の中でも，特に患者の嗜好に合うものを選ぶようにする．

引用文献
1) ジェーン・バックルほか：クリニカル・アロマテラピー 第3版 介護 福祉 医療の現場に活かす．フレグランスジャーナル社，2015．
2) 林真一郎ほか：高齢者介護に役立つハーブとアロマ，東京堂出版，2017．

（岸田 聡子）

Case 10 子育てに疲れた

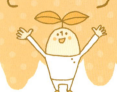

症例

- 42歳，女性　● 身長165 cm，体重52 kg　● 28歳の時に車を運転していて，後ろから追突され，むち打ちになった

　7歳と5歳の息子との3人暮らしのシングルマザー．息子たちとまだ一緒に寝ているが，大きくなったため，寝る場所がだんだん狭くなってきた．寝返りが打てないため，朝起きても体（特に肩）がこっていて，熟睡感がない．5歳の子がやんちゃでじっとしていないため，自分の時間がなかなかとれず，ストレスがたまっている．先日はめまいもあった．月経が不規則気味なので，更年期症状かも，と気になっている．

　過去のむち打ちの痛みはもうないが，肩がこりやすくなっているようには感じる．

　また，人前で話すのは極度に緊張するのに，保育園で副会長になってしまい，大勢の前で話をしなければならず，毎回緊張し過ぎて肩がこり，吐き気も催している．

患者さんとの会話

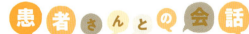

Ⓟ もともと肩こりなのに，この頃は，寝て朝起きた時にもこっているみたい．子供たちがまだ一人で寝てくれなくて，大きいのに両隣で寝ているから，寝返りが打てなくて同じ方向に横向きになったままで寝ていて．

Ⓐ 動きが制限されると，寝ていても肩がこることがありますよね．

Ⓟ 制限されるだけじゃなくて，子供たちの寝相が悪くて，蹴られて途中で起きてしまうこともあって．夜中に起きても，前はすぐ眠れたのに，この頃は眠れないこともあって，顔がほてったりもするし更年期のせいかなとか，保育園の役員のことで緊張しているのかなとか，いろいろ思い当たる原因があって……．

Ⓐ お子さんと一緒に寝るという環境は，すぐには変えられなくても，せ

めて緊張を緩めて，ゆっくり眠ることができれば，身体も楽になりそうですね．ではこのようなカモミール・ローマンの香りはいかがでしょうか．

P 甘くて好きな感じです．

A こりも強いようなので，これにペパーミントなどもブレンドして，まずは身体のつらい所をほぐしてリラックスできるようにしていきましょう．

アロマセラピーの実践

🚩 アロマケアの目標

短期目標 肩こり軽減，身体の緊張緩和．

中期目標 自分のための時間を見つけ，リラクセーションを行う．疲労軽減．

長期目標 精神安定の持続，こりにくい身体づくり．人前で過度に緊張しないように．

今回の目標 肩こりを軽減し，身体の緊張感を緩める．

❋ ヘルスケアアセスメント

頸部，肩上部，前胸部に強い緊張がみられ，側頭部は力がない部位が目立つ．

❋ 今回のアロマオイルとレシピ

強い筋緊張の緩和を目的とし，ペパーミントを選択する．また，鎮静，ホルモンバランス調整を目的とし，真正ラベンダー，カモミール・ローマンを選択する．

キャリアオイルにはスイート・アーモンドオイルを選択．1％濃度のブレンドオイルを作成した．

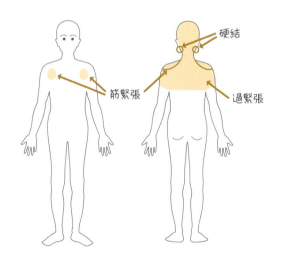

オイル	用量	目的	備考
エッセンシャルオイル			
カモミール・ローマン	2滴	ホルモンバランス調整,鎮静,鎮痙	代わりにカモミール・ジャーマンなど
真正ラベンダー	2滴	鎮静,鎮痛,血行促進	代わりにクラリセージなど
ペパーミント	1滴	鎮痛,局所麻酔	代わりにローズマリー・カンファーなど
キャリアオイル			
スイート・アーモンドオイル	20 mL	保湿	代わりにアプリコットカーネルなど

❈ アロマセラピーマッサージ

　肩および首の緊張が強く，身体に力が入っている様子もうかがえるため，エフルラージを中心に，徐々にフリクションと軽めのプレッシングも加えながら，筋緊張を軽減していくよう，30分間上半身の施術を行った．途中から寝られていたので，強い圧迫を加える際は，急激な圧迫にならないよう，軽い圧から徐々に強めていくよう留意する．

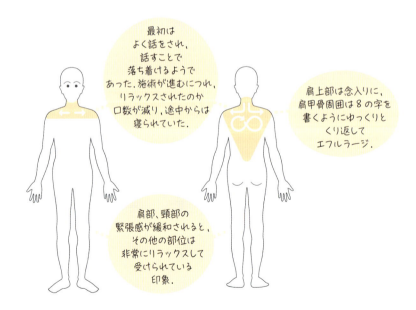

❈ 次回以降の留意点

　下の子の保育園の送迎や，食事の準備など，頼れる人もおらず，常に時間を気にして時間に追われる生活で，身体に力が入り気味であることを，本人も自覚している．マッサージに来ている時間は，

貴重な自分の時間のため，できるだけ何も考えず，身体の力を抜いてリラックスして過ごせるような時間づくりを心がける. 頸部，肩部の緊張は強いが，疲れが残りやすい部位であるため，本人の希望そのままに強圧で圧迫するのではなく，十分に緊張を緩和させてから，ごく少なめに，強い圧迫を加えるよう注意する.

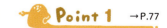

治療経過

初回施術後は，疲れもなく，夜よく眠れた．ただ狭い中で寝るという就寝環境だけは変えることができないため，やはり朝になると変なこり方をしていることはある．

2回目来院時には，自宅でできるリラクセーション法や，入浴の際にエッセンシャルオイルを入れる方法，また，気持ちを落ち着かせる香りをティッシュに垂らし，人前で話をする前に吸入をしてリラックスする方法などをお伝えし，実践できるように指導した．現在，継続して通院中である．

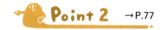

チェックポイント

Point 1

ストレスや疲労でいっぱいいっぱいになりそうな時にも，ここでアロマセラピーを受ければ楽になれる，という安心感をもち，心の安定が得られるような場所づくり，時間づくりを心がける.

Point 2

育児，仕事に追われ，自分のために使える時間が少ないため，できるだけ簡便に行えるアロマセラピーの方法を指導する．

引用文献

1) 今西二郎：補完・代替医療 メディカル・アロマセラピー 改訂3版, 金芳堂, 2015.

（岸田 聡子）

Case 11 運転のし過ぎで体がつらい．車に乗りたくない！

症例

- 39歳，男性
- 身長172 cm，体重65 kg

寝つきは悪くないが，夜中に何度か目が覚める．そのためか，疲れがとり切れていない．

仕事が忙しく，寝る時も気が立って緊張がとれていないように思う．営業の仕事上，車を運転する時間は長く，タクシーの運転手より長いことがある．腰痛，首こり，肩こり，足のだるさも慢性的にある．

不定期に時々マッサージには行くが，なかなか時間がとれないため，行きたいと思う時に行くことができない．疲れ過ぎると，仕事へのやる気も出なくなってくる．

患者さんとの会話

P 仕事のため，毎日長時間車を運転しなければならず，実は運転も車もそれほど好きではないため，毎日しんどいです．

A 長時間，事故を起こさないよう注意を払いながら運転するのは，体も心も緊張してしんどくなりますよね．

P できれば車など運転しなくていいならしたくないですね．エコノミークラス症候群のような状態です．ただ，仕事上，運転は避けることができないため，それならできるだけ快適な状態を保ちたいと思い，乗り心地が良い車に乗り換えました．一日のほとんどを過ごす車ですから……．でもいくら乗り心地は良くても，しょせんは車なので，多少マシとはいえ，やはり身体は疲れます．

A 仕事上，運転の時間が減らせないのであれば，それ以外の時間でできるだけリラックスして疲れをリセットできるようにする必要がありますね．

P ですが，緊張を引きずっているのか，夜もあまり熟睡感がなく，朝起きてもすっきりしなくて．まずは身体の疲れをしっかりとってゆっくり眠りたいです．

Point 1 →P.81

アロマセラピーの実践

🚩 アロマケアの目標

短期目標 首・肩こり，腰痛，足の疲れを軽減させる．
中期目標 疲労を軽減させ，リラクセーションを促進させる．
長期目標 質の良い睡眠をとれるようにする．

今回の目標 首・肩こり，腰痛，足のだるさを軽減し，緊張を緩める．

❋ ヘルスケアアセスメント

頸部，肩上部，肩甲間部，腰部に強い緊張がみられ，下腿部から足部にかけてはむくみや冷えもある．特に第2〜4腰椎周辺の筋肉の緊張は強く，硬結も大きい．

仕事のストレスについての訴えが多い．話すことで気分転換になっている様子．

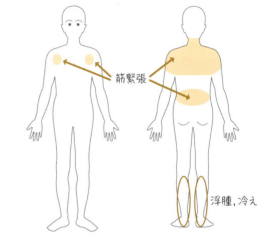

❋ 今回のアロマオイルとレシピ

血行改善，浮腫改善，筋緊張の緩和を目的とし，ローズマリー・カンファーを選択する．また，鎮静，抗けいれんを目的とし，カモミール・ローマン，オレンジ・スイートを選択する．

キャリアオイルにはグレープシードオイルを選択．1％濃度のブレンドオイルを作成した．

オイル	用量	目的	備考
エッセンシャルオイル			
ローズマリー・カンファー	1滴	血行改善,浮腫改善,筋緊張の緩和	代わりにジュニパー・ベリーなど
カモミール・ローマン	2滴	鎮静,抗けいれん	代わりにカモミール・ジャーマンなど
オレンジ・スイート	2滴	血行改善,浮腫改善,鎮静	代わりにマンダリンなど
キャリアオイル			
グレープシードオイル	20 mL	脂性肌のため	代わりにマカダミアナッツオイルなど

❁ アロマセラピーマッサージ

時間の関係で，30分施術となり，上半身と下腿部後面に限定して施術．上半身施術の際は，仕事に関する話をよくされていて，マッサージへの不安がある様子がうかがえた．ゆっくりしたテンポでエフルラージを行い，筋緊張の強い首や肩にはやや強めのプレッシングも加えながら施術を行う．下腿部は，むくみや冷えがみられるため，エフルラージとフリクションを中心に念入りに行う．仰臥位ではほぼお話しはされず，リラックスしている様子がみられる．

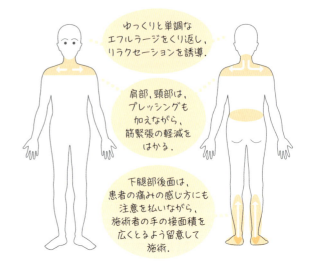

❁ 次回以降の留意点

初回施術直後は，少しぼーっとした感じであったが，着替えた後，帰るために歩き始めた時に，「足が軽くなっている」と気づかれていた．

2回目来られた時に，初回施術の日はその後，少し身体が重だるい感じがあり，翌日には肩が少し軽い気がしたと話す．

2回目以降は，初回後のような身体の疲れはなかったため，時間がとれる場合は60分の全身施術も入れていく．

治療経過

仕事の関係上，不定期に突然予約され，施術を受ける．

やはりよく話はされるが，不安からというよりは，リラックスしながら話されている様子で，施術中に眠りに落ちることも多い．

2回目以降は，マッサージの流れも理解したせいか，身体もうまく脱力している．肩，腰の痛み，足のむくみについては，施術後に効果が実感できることがわかるため，疲れたら来よう，と思うと気持ちも少し楽になると話されている．

定期的にジムに行ったりする時間はとれないので，自宅で何か簡単にできることはないかとのことで，簡単なストレッチ法を教える．現在も治療継続中．

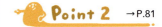
Point 2 →P.81

チェックポイント

Point 1
日中の緊張と興奮を夜も引きずっている様子のため，オンとオフの切りかえをスムーズにするよう深いリラクセーションの感覚を体感してもらう．

Point 2
来院が突然で不定期であり，長い時間をとれない場合は，短時間で効果をあげられるよう施術部位を限定し，手技も工夫して満足感が得られるよう心がける．

引用文献
1) 今西二郎：補完・代替医療 メディカル・アロマセラピー 改訂3版, 金芳堂, 2015.

（岸田 聡子）

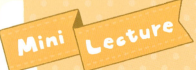

セラピストのセルフケア

　アロマセラピストは，患者の心身をケアし，癒すことを仕事としているが，そのためには，セラピスト自身の心身を良い状態に保っておく必要がある．

 ## セラピストの健康管理

　アロマセラピストの仕事は，立ちっぱなしの時間が長く，施術中は，つい前かがみの姿勢が多くなったり，施術環境が整っていない場合は，不自然な姿勢のまま施術を行わなければならないこともあり，腰，首，肩，指などに負担がかかり，痛めてしまう場合がある．

　セラピストから特によく聞かれる悩みに「腰痛」や「肩こり」があるが，施術により起こる痛みの場合，原因はその姿勢にあることが多く，前かがみになる，無駄な力が入っている，腰が引けている，ベッドの高さが合っていない……などの理由が考えられる．まずは施術中の姿勢を見直し（できれば客観的に見られるよう，鏡や動画を使って確認する），背中が不自然に曲がっていないか，ベッドが高過ぎて肩や腕に力が入っていないか，などを確認する．少し姿勢を変えるだけで，劇的に楽になることもよくある．

　また，ひっきりなしに施術が続く場合，精神的な緊張感と，肉体的疲労がとれず，施術中には気にならない疲れが，一日の施術が終わった後にどっとやってきて，翌日までその疲れを引きずってしまうこともよくあるので，施術を入れるタイミングを考慮し，合い間に10〜15分でも座って休憩がとれるようにし，疲れをため込み過ぎないよう注意する．セラピストは身体が資本である．自身でストレッチを行い柔軟性を高めたり，ウォーキングで持久力をつけたりしておくことも大切である．

　かぜをひいただけでも，患者への感染のリスクを考えると，施術を控えた方がよい場合もある．また，指にケガをしていたり，手荒れがひどい時も，施術の際に不快感を与える心配があるので，常に健康管理を怠らず，手の先まで注意を払いながら日常生活を送る必要がある．

　また，毎日多くの患者と接し，患者のさまざまな「声」に耳を傾けることで，エネルギーを得ることもあれば，その重さを受け止めきれず，セラピスト自身が抑うつ状態になったり，倦怠感が続いたりするケースもありうるので，うまく気持ちを切り替えてリフレッシュすることがポイントである．

セラピストも，自身の健康管理のために，アロマセラピーを積極的に取り入れることを勧める．方法としては，芳香浴やアロマバスなどはもちろん，身体のこりやむくみなどには，セルフマッサージもお勧めである．全身すべてを毎日行う必要はないので，つらい所を中心に，負担にならない程度の時間で効率的に行うことがポイントである．具体的なセルフマッサージの手技については次ページ以降に示す．

セルフケアの方法

上記のようなセルフケアによる健康管理は非常に有効だが，そのほかにも，心身のメンテナンスとリフレッシュを兼ねて，他のセラピストの施術を受けることも良いといえる．スキルアップや勉強にもなり，また新たな視点で施術に取り組むことができるであろう．セラピストは，自分自身のことはつい後回しにしてしまいがちだが，患者の心と身体を軽くして，セラピスト自身の心と身体も軽くしていられるよう，自分自身の心身と向き合うことが，セラピストを続ける上でも大切なポイントである．

1 頭部

あらかじめブレンドオイルを頭皮につけておくか，指先につけて行います．
オイルをつけずにマッサージしてもよいでしょう．

❶

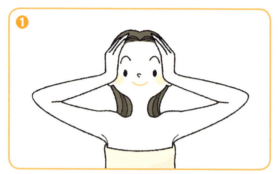

側頭部に両手のひらをあて，手の温度が頭皮に伝わるまでそのままにしておく．

❷

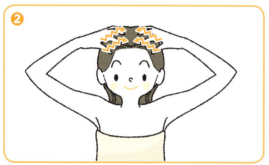

両手の指の腹を使い，シャンプーをするときのように頭皮全体を10〜20秒ほど揉みほぐしていく．

❸

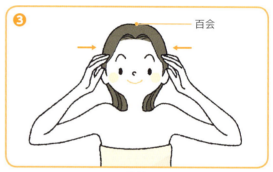

耳の上，うしろ，頭頂部にある百会（両耳の頂点の延長線と眉間中央の延長線が頭上で交わる部分にあるツボ）のあたりを，4本の指の腹で圧迫しながら10〜20秒揉みほぐしていく（圧迫・揉捏）．

❹

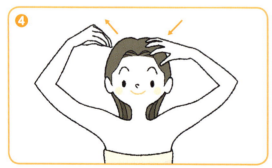

開いた両手の指の腹を頭皮にあて，物をつまみとるようにしながら指の腹で頭皮をマッサージ．片方の手を離したら，反対の手で同様に．それを両手で交互に30回行う．

❺

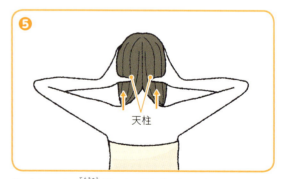

首のうしろにある天柱（髪の生え際部分の太い2本の筋肉の横にあるツボ）に両手の親指をあて，親指以外の4本の指の腹で側頭部をきちんと支える．天柱にあてた親指を上に向かって押しながら，天柱がよりしっかりと刺激されるよう，頭をうしろに5秒間反らす．最後に，再度❶を行い，終了．

Mini Lecture　セラピストのセルフケア

2　フェイシャル

目の周辺は肌が敏感なので，やさしいタッチで行いましょう．
ブレンドオイルの濃度に十分注意し，5分程度で終えるように．

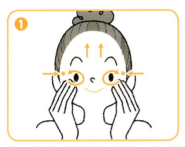

❶ ブレンドオイルを手に取り，両手のひらで額をなでるように交互にさすり上げる（軽擦）．目の周辺を中指と薬指の腹で目尻から目頭に向かって円を描くようにやさしく1～3回なでる．こめかみのあたりは力を入れずに軽く押す（圧迫）．

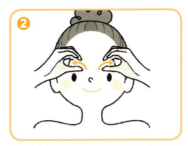

❷ 親指と人差し指で眉を軽くつまむようにして，眉頭から眉尻に向かってやさしく3回さする（軽擦）．

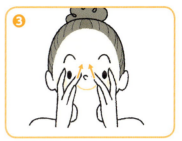

❸ 小鼻の横から眉頭の方へ中指でさすり上げ（軽擦），眉頭の下にあてた中指を1～3回軽く押し上げる．小鼻の横に人差し指と中指を並べて置き，中指の頭があたる部分をやさしく3回押す．

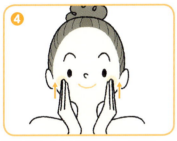

❹ 頬骨の下に4本の指の腹を並べて置き，頬骨を上に軽く突き上げるように3回ほど圧迫する．

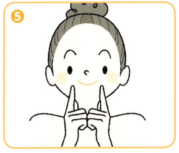

❺ くちびるの横に人差し指を置き，人差し指の先があたっている部分を上に引き上げて，3回軽く圧迫．口角が上がって笑顔になるときの表情をイメージして．

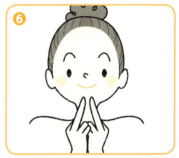

❻ くちびるとあごの間に両手の中指を置き，やさしく圧迫する．

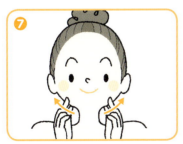

❼ あごを親指と人差し指で軽くつまむようにして，あごから耳に向かって1～3回揉みほぐす（揉捏）．

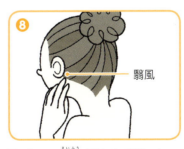

❽ 耳のうしろの翳風（耳たぶの裏側にあるツボ）を中指で1～3回押す．

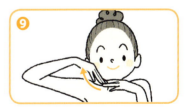

❾ あごの下に指の背をあて，両手の指であごから耳に向かって交互に3回やさしくなでる（軽擦）．

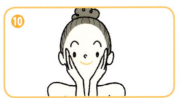

❿ 両手のひらで頬を包むようにし，顔全体を3回ほどなでさする（軽擦）．目と額を両手のひらで覆い，10秒ほどそのままにして終了．

3 デコルテ・首

リンパが滞りやすいデコルテや首まわりをマッサージすれば，むくみもスッキリ．気になるしわの改善にも効果的です．

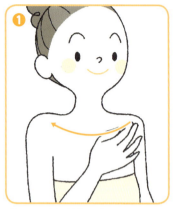

❶ デコルテと首の前後にブレンドオイルを広げ，両手のひらで全体を3〜5回やさしくさする（軽擦）．右手を左肩に置き，左肩から右肩に向かって手のひらでゆっくりとデコルテを3〜5回なでる（軽擦）．今度は左手を右肩に置き，右肩から左肩に向かって同様にデコルテをなでさする（軽擦）．

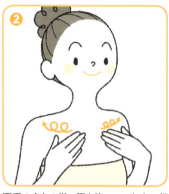

❷ 両手の4本の指の腹を使って，左右の鎖骨の下部分を中央から肩に向かって，円を描くようにしながら肩関節の手前まで3〜5回ほぐす．

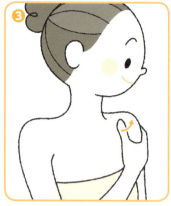

❸ 右手の親指の腹で，左腕のつけ根を外側に向かってやや強めに3〜5回こする（強擦）．続いて左手の親指の腹で，右腕のつけ根を同様に強めに3〜5回さする（強擦）．

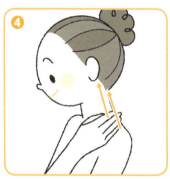

❹ 首を右側に傾け，右手の4本の指の腹で首の左側面を耳の下まで3〜5回さする（強擦）．そのままの体勢で，右手のひらで肩のうしろから首のうしろまでを3〜5回さすり上げ（軽擦），4本の指の腹を使って同じラインをこする（強擦）．首の左側も同様に．

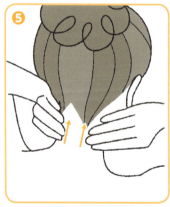

❺ 両手の4本の指の腹を使い，首のうしろを下から上に向かって3〜5回強めにこする（強擦）．

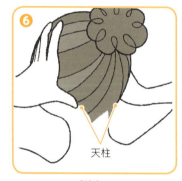

天柱

❻ 首のうしろにある天柱（髪の生え際部分の太い2本の筋肉の横にあるツボ）に両手の親指をあてる．4本の指の腹で側頭部をしっかりと支えたら，天柱にあてた親指で上に押し上げる．同時に，天柱がしっかりと刺激されるよう5〜10秒間頭をうしろに反らす．最後にデコルテと首の前後を3〜5回軽くなでさすり（軽擦），終了．

🌱 ここがPoint!

揉み返しが起こりやすい部分なので，あまり強く揉んだり長い時間をかけないように注意．ゆっくりと深い呼吸をしながら行いましょう．

Mini Lecture　セラピストのセルフケア

④ 腹部

お腹はいろいろな臓器があるデリケートな場所．
なでたり圧迫したりする際は，やさしく行いましょう．

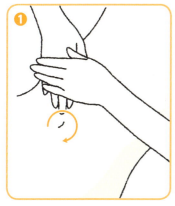

へその上に手のひらを重ねて置き，腹部に体温が伝わるまでそのままにしておく．次に腹部を包み込むようにして両手のひらでブレンドオイルを広げ，へそのまわりを時計回りに円を3〜5回描くように，やさしくさする（軽擦）．

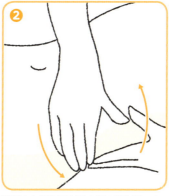

腹部の左側面を両手の指の腹を使ってつまむようにして揉む（揉捏）．腹の右側面も両手の指の腹を使い同様にマッサージする．

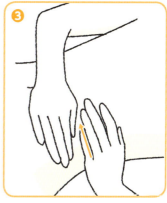

腹部の左側面を下から上に持ち上げるように，へそに向かって3〜5回強く揉む（強擦）．このとき片方の手は手のひらを，もう片方の手は手のひらの根元を使うとよい．腹部の右側面も同様に行う．

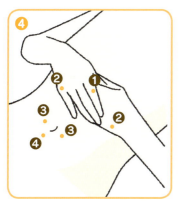

❶みぞおち→❷肋骨弓（肋骨のいちばん下にある骨の下部）→❸へその横と❹へその下を，順番に手のひらで軽く3回ほど圧迫する．

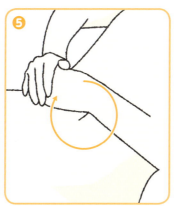

腹部全体を包み込むように，両手のひらを使って時計回りに円を描くようにやさしくマッサージ．その動きを5回ほどくり返す．

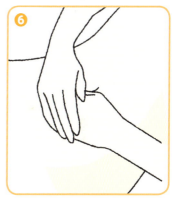

へその上に両手のひらを重ねて置き，軽く押しながら3秒ほど振動させる．手を置いたままにし，腹部に体温が伝わったら終了．

🌱 ここがPoint！

仰向けになって両ひざを立てた姿勢で行いましょう．マッサージは力を入れすぎないように．❷の腹部側面を両手の指の腹で揉むときは，片手で腹部側面をつまんだら，もう片方の手で覆うようにして交互に流れるようにマッサージするとよいでしょう．

第2章 実践例で学ぶプロの"ワザ"と"考え方"

手・腕・肩

指先から肩まで揉みほぐし，血行を促進してこりを改善．
片方の手・腕・肩が終わったら，もう片方も行いましょう．

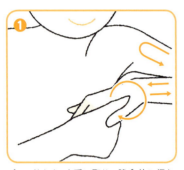

❶ ブレンドオイルを手に取り，腕全体に行きわたるまで，指先から肩に向かって軽くなでるようにさすり上げ，肩関節まで行ったら手首まで下りてくる．次に手の甲をもう片方の手の親指の腹で大きく円を描くように3〜5回やさしくなでる（軽擦）．

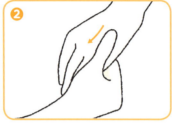

❷ 手の甲の骨と骨の間を，親指の腹で1〜3回ずつ強く揉む（強擦）．

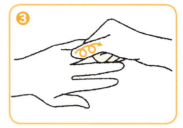

❸ 親指と人差し指の腹でもう片方の手の指の根元を包み込むようにして押さえる．その指を引っ張るようにつめに向かって揉みほぐし（揉捏），つめの先を軽くつまんだらそっと離す．一連のその動きを，5本の指すべてに行う．

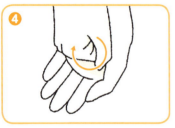

❹ にぎりこぶしを作り，もう片方の手のひらの上でそのこぶしを回しながら3〜5回圧迫する．

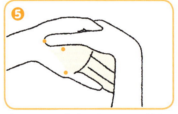

❺ 手のひらをもう片方の手ではさみ，親指の下と小指の下のふくらみ，手のひらの中央などを中心に親指の腹で強めに押し回しながら3〜5回揉む．その後，❶と同様に指先から肩に向かってやさしくさすり上げ（軽擦），肩から手首まで下る動きを3〜5回行う．

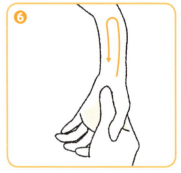

❻ 手のひらを上に向けたら，手首の中央にもう片方の手の親指の腹をあて，ひじに向かってチューブを絞るように強くさすり上げる（強擦）．ひじまで行ったら，ゆるやかに手首まで戻る．

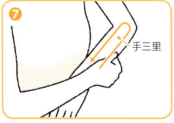

❼ 手のひらを下に向け，手首中央にもう片方の手の親指の腹をあて，ひじに向かって強くさすり上げる（強擦）．疲れに効く手三里（ひじの少し手首よりにあるツボ）を押してもよい．ひじまで行ったらゆるやかに手首まで戻る．

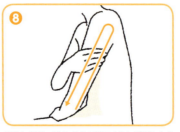

❽ ひじから肩へ手のひらで絞るように強くこする（強擦），ゆるやかにひじまで戻るのを3〜5回行う．

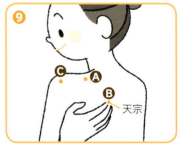

❾ 片方の腕を少し上げてわきの下からもう片方の手を入れ，Ⓐ肩のうしろ，Ⓑ天宗（肩甲骨上のくぼみにあるツボ），Ⓒ腕のつけ根周辺を4本の指で円を描くように3〜5回揉む（揉捏）．片方の手でもう片方の手を包み，包まれた手に体温が伝わるまでそのままに．マッサージする腕を変え，❶〜❾まで同様に行う．

Mini Lecture　セラピストのセルフケア

6　太もも・腰・ヒップ

脂肪がたまりやすく，たるみがちなヒップまわり．
太ももから腰にかけて刺激して，ハリを与えましょう．

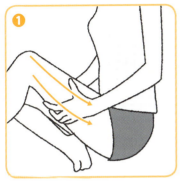

❶ 片ひざを立てて床に座る．ひざから太もものつけ根に向かって両手のひらでやさしくなでながら（軽擦），ブレンドオイルを広げる．両手の親指を太もも前面に置き，4本の指の腹でひざ裏からつけ根に向かって太ももの中央を3〜5回強くさする（強擦）．

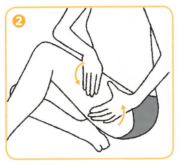

❷ 両手のひらを使い，太ももの外側を3〜5回揉みほぐす（揉捏）．

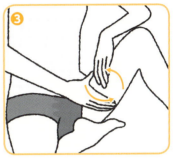

❸ 両手のひらを使い，太ももの内側も外側と同様に揉みほぐす．

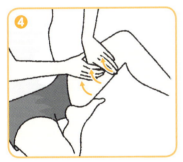

❹ 太ももの内側から筋肉を持ち上げ，外側に流すようなイメージで両手のひらで交互に3〜5回強くさする（強擦）．

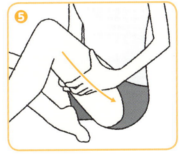

❺ ひざから太もものつけ根を3〜5回両手のひらでなで（軽擦），もう片方の脚も❶〜❺まで同様に．

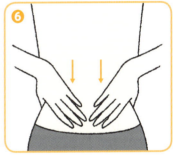

❻ 床から立ち上がり，ブレンドオイルを腰全体に広げる．腰のうしろに両手のひらをぴったりとあて，腰からヒップに向かって手のひらで3〜5回強くさする（強擦）．

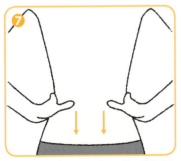

❼ 腰の前に両手のひら，うしろ側に親指をあて，腰からヒップまでを親指の腹で3〜5回強くさする（強擦）．

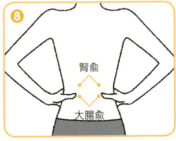

❽ ウエストのうしろに両手の親指の腹をあて，背骨側に向かってゆっくりと押し込むように3〜5回圧迫．特に，大腸兪（ウエストのいちばん細い部分で，背骨から左右指幅2本分外側にあるツボ）や，腎兪（大腸兪から指幅3本分上にあるツボ）などを重点的に．

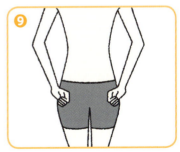

❾ 両手を軽く握ってげんこつを作り，ヒップを左右交互にトントンと10〜15回叩いて終了．

7 足・ふくらはぎ

歩いたり立ち仕事をしたりと，足やふくらはぎは疲れがたまりやすい部分．
マッサージでむくみやたまった老廃物を排出しましょう．

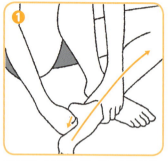

① 床に座り，足の指→甲→裏→ふくらはぎ→すね→ひざの順にブレンドオイルを広げるよう両手のひらで軽くなでる（軽擦）．手で片足の足首を持ち，もう片方の手で作ったにぎりこぶしでかかとと土踏まずの内側を3～5回強めにこする（強擦）．次に親指の腹を使い，同じ部分を同様に刺激．

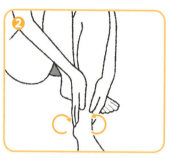

② 内・外くるぶしのまわりを親指または4本の指の腹で円を描くように，3～5回強めにこする（強擦）．

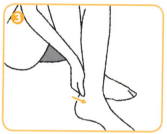

③ アキレス腱の両側を，親指と人差し指の腹ではさんで3～5回圧迫．

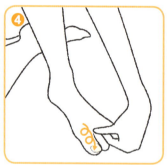

④ 親指と人差し指の腹で足の指をはさみ，円を描くように指のつけ根からつめの方向に向かって揉みほぐす（揉捏）．揉み終えたら，つめの先を軽くつまんでからそっと離す．5本の指すべてに行う．

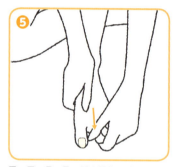

⑤ 足の甲の骨と骨の間を親指の腹で強くこすり（強擦），甲と足首の間にあるくぼみを親指で1～3回圧迫する．

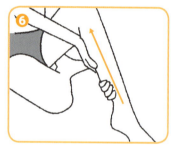

⑥ ふくらはぎに手のひらを密着させ，足首からひざの裏に向かって両手で交互に3～5回引き上げる．

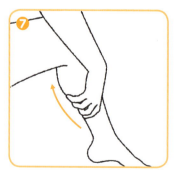

⑦ 両手の親指を脚の前面に置き，4本の指の腹でアキレス腱からひざ裏に向かって，ふくらはぎ中央のあたりを3～5回強めにこすり上げる（強擦）．

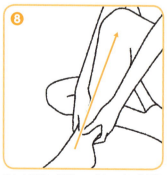

⑧ 重ねた両手の親指で，すねの少し外側を押しながらひざに向かって3～5回強くこする（強擦）．すねの内側も同様に行う．

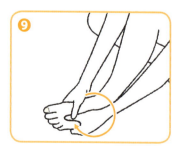

⑨ 両手で足をつかんだら，足首を3～5回まわす．足を両手で包み込み，足が体温を感じたら終了．反対の足・ふくらはぎも❶～❾の手順で行う．

（岸田 聡子）

Case 12 もうだめだ，リハビリやって何になるんだ

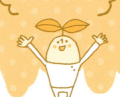

症例

- 65歳，男性　● 脳梗塞

妻60歳と2人暮らしで，2人の子供は独立している．

一流企業を定年後，趣味のテニスをしたり，旅行に行ったりと充実した日々を過していた．

半年前，自宅で倒れて病院に運ばれたが，一過性の脳血管障害と診断されいったん帰宅．しかし2ヵ月後，外出時に直線歩行ができなくなり，そのまま意識が消失する．

右脳梗塞による左片麻痺，左肩の亜脱臼，心肺機能の低下，頭痛などの機能障害や体調障害，不眠などが出現．

現実を受け止めることができず，体調の変化への恐怖で医療者や家族に対して怒りをぶつけたり，リハビリを拒否する行動もみられた．リハビリを進めるため，患者が抱える苦悩を聞き，気持ちを落ち着かせることを目的に主治医よりアロマセラピーマッサージの依頼があった．妻は高血圧，糖尿病の既往がある．

患者さんとの会話

A こんにちは．（自己紹介をする）**P**さん今日の体調はいかがですか？

P いいわけない！（ベッド上で臥床しながら，眉間にしわを寄せている．発音が聞きとりにくい．）

A（ゆっくりと確認しながら現在の状態を聞き）それはつら過ぎますね．先生からは特に肩と頭痛に困っているとお聞きしたのですが．

P 痛い．……．

A それじゃあ，眠れてないんじゃないですか．

P 寝てない．寝られない．痛くて．薬飲んでもダメ．頭もボワーンとする．

A それはいけませんね．少しでも眠れるようにしたいと思うのですが，どうですか？

> かなりいらだちが強い．どうしようもない悔しさを抱えているんだな．

- P 何するの？
- A （アロマセラピーマッサージの説明をする）
- P ふーん，楽になるなら何でもやって．
- A 眠るためには P さんが好きだなと思う香りを探したいのですが，いくつか嗅いでみて，好きな香りを選んでくれますか．（2本提示する）
- P （シダーウッドを指さす）
- A ではこのシダーウッドを中心に，4種類の香りを入れたものでオイルマッサージをしますね．
- P どうすればいい？（安楽な体位を決める）

投げやりな感じだな．アロマセラピーに期待もしてないな．

精油だけでなく，体位や施術時間など注意点なども示して安心感を与えよう．

アロマセラピーの実践

🚩 アロマケアの目標

短期目標 睡眠改善と気持ちを落ち着かせる．

中期目標 安楽による体調改善とリハビリへの意欲向上．

長期目標 心身のコントロール感を取り戻し，新たな希望をもつ．

今回の目標 十分な睡眠をとり，疲労感を改善する．
3日に1度の施術を継続する．

🍊 ヘルスケアアセスメント

- 麻痺のため左半身の重みが支えられず，右肩から首にかけて痛みが強い．
- 左の上下肢に冷えがあり，むくみもみられる．
- 心肺機能が低下しているため，声が小さく，話すことにすら疲れを感じている．
- 舌に痛みがあり，涎が出る．食欲も低下している．
- 妻の前では気を張っているが，一人になるとベッドでふさぎ込み，1日寝て過ごすことが多い．
- 妻から「お父さん頑張って」と言われると腹を立て，その後症状を強

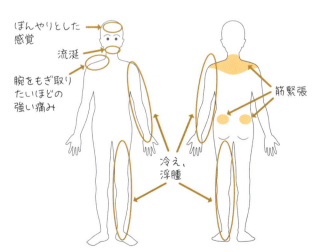

く訴える．
- ナースコールを頻回に押し，体位変換の要求や症状を訴える．

🍊 今回のアロマオイルとレシピ

脳梗塞特有の機能性障害，固有の体調障害や精神的不安定などにより，自身の体や心のコントロール感を喪失し，自信を失っている状態である[b]．アロマセラピーマッサージで気持ちを落ち着かせ，多少の症状緩和が図れれば，治療やリハビリへの意欲も向上すると考える．

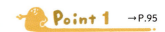
Point 1 →P.95

そこで，初回は患者さんの嗜好性が高かったシダーウッド，睡眠誘導を期待して真正ラベンダー，鎮静効果の高いサンダルウッド，呼吸を助けるユーカリ・ラジアタを選択する．

オイル	用量	目的	備考
エッセンシャルオイル			
シダーウッド	2滴	本人の希望	
ユーカリ・ラジアタ	2滴	呼吸補助，鎮痛作用	筋緊張もあるためローズマリー・シネオールでもよい
真正ラベンダー	3滴	鎮静，鎮痛作用	鎮痛と鎮静の両効果をもつレモンユーカリ，スイートバジルでもよい
サンダルウッド	1滴	鎮静，疲労回復	代わりにローズウッドなど
キャリアオイル			
ホホバオイル	20 mL		代わりにスイート・アーモンドなど

🍊 アロマセラピーマッサージ

患者が最も安楽な体位で行う．肩や背部に施術する場合，体位は健側を下にして側臥位（胸の前にクッションを置き，健側の手で患側の腕を抱え込むようにする．両下肢の間にもクッションを入れ，互いの足が接触しないようにする），または健側を下にした半腹臥位（体半分がクッションに乗りかかるようにする）で行う．背部を行ったら，次に仰臥位で上下肢腹部，胸部，顔，頭部を行う．上下肢とも健側から始め，必ず患側も行う．

第2章 実践例で学ぶプロの"ワザ"と"考え方"

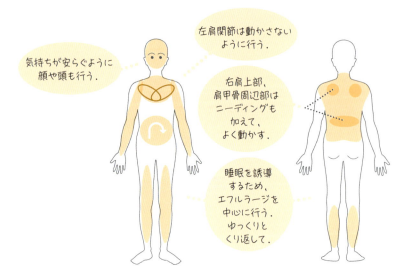

🍊 次回以降の留意点

初回後の体調（痛み，睡眠状態，気持ちの落ち着きなど）を聴き，心身の変化に気をつける．少しずつ信頼関係ができてきたら，抱えている悔しさや心配事，困っていることを尋ね，語りたいことを丁寧に傾聴していく．リハビリの後にアロマセラピーマッサージを行うことで痛みなどを軽減し，リハビリへの意欲を向上させる．

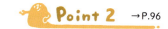

🍊 その他

感情をぶつけられている妻に気をつける．身体的，精神的疲労感がみられたら，休憩室や面談室など，病室とは別の場所で前腕や背中のアロマセラピーマッサージを行い，施術後に妻の話を聴く．

治療経過

　初回の夜はいつの間にか眠り，朝まで起きなかった．また入院以来見られなかった表情の明るさがみられ，医療者も家族もほっとしたとの報告があった．1回目の施術後にリハビリ再開を決意する．
　同じブレンドで2回目の施術を行う．施術中に流涙がみられ，施術後「死にたかったが，体が動かず死ぬこともできなかった」「後遺症が軽い人を見ると腹が立つ」と言う．一過性の脳血管障害と診断時にすでに梗塞があったのかもしれないという医療者への不信感，いつも通りに動けないもどかしさと，いつまで続くのかわからない

体中の痛み，流涎の恥ずかしさ，同情されることへの腹立たしさなどを語った．

3回目の施術では，リハビリ後の痛みを軽減するため，サンダルウッドをローズマリーに変え，ローズマリー・シネオール2滴，真正ラベンダー4滴，シダーウッド2滴のブレンドでリハビリ後に行った．家族に対しての申し訳なさを語る．

4〜8回目まで同じブレンドで行うが，嚥下障害が現れたため，スイートオレンジ2滴，ブラックペッパー1滴を10 mLのホホバオイルに希釈し，下顎と首の施術を追加した．

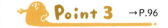
Point 3 →P.96

その後，少しずつリハビリの成果が実感できるようになると自己効力感が高まり，何事にも意欲がみられるようになった．時々，将来を心配し気分が落ち込み，睡眠が十分にとれないこともあったが，寝る前に部屋にラベンダー1滴とオレンジ1滴をアロマポットで香らせて眠るよう提案した．

入院から3ヵ月後に退院となり，「家でも頑張ってリハビリするよ．夜は匂いで寝れるから大丈夫だし」と言って，元気に家族と共に自宅に戻った．

チェックポイント

Point 1

脳障害の場合，多くの身体的・精神的症状を一度に抱えてしまう．麻痺側の身体の重さで姿勢を保つことも難しく，また亜脱臼するなどこれまで経験したことのない状況に先の見通しが立たず，途方に暮れてしまうことが気持ちの落ち込みを招く．左脳に障害がある場合には，言葉を失うこともあるため，なおさら落ち込みは大きい．そうしたパワーダウンがリハビリへの意欲も損なうことになり，患者にとっても医療者にとってもよくない結果となってしまう．

「頑張れ，頑張れ」という励ましではなく，まずは心も体も休息させ，気持ちを整理する時間をつくることを優先させる．そのため，いきなり痛みをとろうといった直接的な効果を狙った精油の選択はしない．

Point 2

時間の経過とともに現れる症状もあるため，施術前のコンサルテーションでは十分に心身の状態をアセスメントする．

Point 3

リハビリは常に順調に進むわけではないため，期待と進捗度合いが合わないときに焦りや落胆がみられることもある．表情や話す内容，睡眠状態や食欲に関しても気をつけておく．

引用文献

1) シャーリー・プライスほか：プロフェショナルのためのアロマテラピー第3版, フレグランスジャーナル社, 2009.

（相原 由花）

Case 13 寝たきりにさせたくない

症例

- 84歳，女性
- 圧迫骨折

62歳の息子と2人暮らしをしている．1ヵ月前に第12胸椎と第1腰椎を圧迫骨折．手術はせず，温存療法にて骨癒合するのを待つことになった．息子は気難しい母親の介護は自分しかできないと福祉サービスを断りつづけていた．しかし，ベッド上で安静にする生活が続き，貧血と腰部周辺の痛みが強くなり便秘，不眠，低血圧なども現れ始めた．その様子を見て主治医から訪問看護の必要を諭され，息子はしぶしぶ受け入れた．

母親は，かなり感情の不安定さがみられ，認知も少し低下している．リハビリへの意欲もないため，医師のすすめで症状緩和と鎮静を目的にアロマセラピーマッサージの導入となった．

> 医師，看護師とのコミュニケーションを十分とっていく必要があるな．

患者さんとの会話

P ……（ジッとにらむように見る）

A Pさん，こんにちは．

P（ジッと目を見て，確認をしている様子）

> 警戒しているようなので，少し離れたところから，目を合わせながらにこやかに近づいていこう．

A（にっこりと笑いかけ）ちょっと痛いところ教えてくださいね．ここ痛い？

P（うなずく）ここも（腹部を触る）．

A お腹も痛い？

P うんちが出ない．

A それは大変．しんどかったですね．

> まだ自身の体について理解ができている．寝たきりにさせてはいけないぞ．

P（うなずく．少し表情が柔和になる）

A しんどいのを我慢していたんですね．

P もうお迎えがいつ来てもいいと思ってるけど，痛いのはいや．痛くなく死なせてほしいとずっと神様にお願いしている．

A じゃあ，一日が長いですね．

Ⓟ（遠くをみてうなずく）

Ⓐ 少し腰を温めてみましょうかね．香りのいい植物のエキスを使うんだけれど……例えばこれはどうですか？ ラベンダーっていう香りですよ．

Ⓟ 匂いはわからん．

Ⓐ 薄い匂いだからわかりづらいですね．じゃあ私が選んでもいいですか？

Ⓟ（うなずく）

> 機能低下があるが，自尊心を守るために香りが弱いから匂わないのだと説明しよう．
> 嗅覚低下で嗜好性が確認できないな．ならば成分作用を患者さんに合わせて精油を選択しよう．

アロマセラピーの実践

🚩 アロマケアの目標

短期目標 痛みの訴えがある背部，腰部，腹部を中心に身体症状の改善と睡眠確保を目指す．

中期目標 症状の改善がみられたら，生活の困難やリハビリへの気持ちなどの話を聞き，ベッド外での活動が増えるようにする．

長期目標 少しずつ動けるようになったら，リハビリによる筋肉疲労などの改善をし，意欲的に生活できるようにする．

今回の目標 痛みを緩和し，夜間の十分な睡眠を確保する．

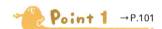

🍊 ヘルスケアアセスメント

2時間おきに体位変換を行っているため褥瘡などの徴候はみられなかったが，体位変換時も痛みを訴え，変換後すぐにまた痛みが出現．

ジッとにらむように見ていたことや嗅覚低下がみられることから，少し認知機能低下が進んでいる可能性もある．恐怖心をもたないように正面から声をかけ，目を合わせ，そして体に触れながらコミュニケーションをとる必要がある．

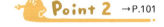

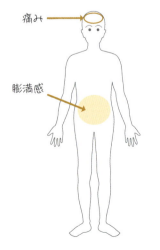
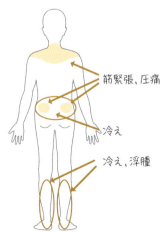

🟠 今回のアロマオイルとレシピ

長期臥床により日常生活動作（ADL）のレベルが低下し，運動機能だけでなく，呼吸や循環，消化器機能にも低下がみられる．また，認知機能，精神的状態も悪化している．今後リハビリを進めて少しでもADLが向上するよう，まず患者が不快に思っている症状を和らげる．

背中の筋緊張の緩和，排便コントロールを目的に精油を選択する．オレンジ・スイートには蠕動運動促進作用，鎮静作用，マジョラム・スイートには鎮痛作用，筋緊張緩和作用，真正ラベンダーには鎮静作用，筋肉弛緩作用が期待できる[1]．

嗅覚が低下しているため，記憶があると思われるオレンジを多めにした❷．

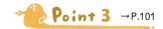
Point 3 →P.101

キャリアオイルには，循環促進作用のあるヘーゼルナッツオイルを使用し[2]，高齢のため1％濃度のブレンドオイルを作成した．

オイル	用量	目的	備考
エッセンシャルオイル			
オレンジ・スイート	3滴	蠕動運動促進,鎮静	代わりにサンダルウッドなど．サンダルウッドは香りが重いので少量にする
マジョラム・スイート	1滴	鎮痛,筋緊張緩和	代わりにモミ・ヨーロッパなど
真正ラベンダー	1滴	鎮静,筋肉弛緩	代わりにタイム・リナロールなど
キャリアオイル			
ヘーゼルナッツオイル	20mL	保湿,循環促進	べたつきを嫌がる場合は，スクワランと1：1でもよい

🟠 アロマセラピーマッサージ

背部，腹部と下肢を中心に顔も含め30分程度の施術を行った．下腿部の冷えが顕著であった．高齢で肌に弾力性がないため，ブレンドオイルを多めに使用．関節の拘縮がみられるため，身体を動かす時には可動域を確認しながら行う．

患者の表情や呼吸の様子を見ながら，アロマセラピーマッサージをどう感じているか，安楽かどうかを確認しながらすすめていく．リラックス効果を高めるため，顔は最後に行う．

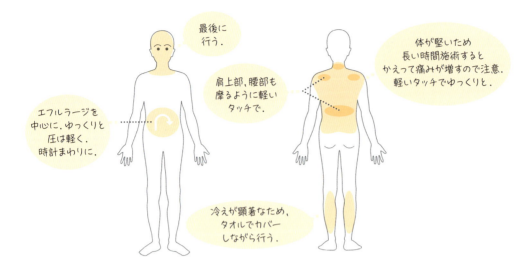

次回以降の留意点

　初回施術中に入眠し，施術後は顔色もよくなり，小さな声で「ありがとう」と言う．施術後の変化を息子に観察してもらうように頼んだところ，翌早朝覚醒はなく，昼頃排便があったと報告があった．

　次回のアセスメント時に，下肢の倦怠感の訴えがあったため，45分の施術に変更．下肢の施術にも時間をかけた．施術前，中，後の様子をアロマセラピー用カルテに記し，医師や看護師と情報を共有した．

その他

　息子が母親に「どうだった？」と聞くと，「気持ちよかった．みかんの匂いがした」と話したと聞き，馴染みのあるオレンジ・スイートを次回からも選択することとした．

治療経過

　1週間に1度の施術を継続．徐々に訪問するとニコリと笑って迎えてくれるようになった．

　息子は，「母はアロマを楽しみにしている．アロマの日から3日間ぐらいはよく寝るようになった」と言う．

　しかし関節の拘縮や筋肉の硬直などがみられ，便秘や倦怠感も続いていたため，3回目からはブレンドを，ローズマリー・シネオール2滴，オレンジ2滴，ラベンダー1滴に変更した．

Point 4　→P.101

施術開始2ヵ月後，リハビリへの意欲も生まれ，ベッド周りの歩行も始まった．リハビリがうまく進まず，本人に焦る様子がみられたときは，気分転換にシダーウッドやサイプレスといった森林の香りに変更して様子を見た．転倒予防のため，施術後はオイルを十分にふき取った．

　次第に訪問理学療法士と会話を楽しむ余裕も出てきた．リハビリ後の疲労感の軽減のために，精油を，ラベンダー，プチグレン，ゼラニウムなどに変更した．

 チェックポイント

Point 1

　圧迫骨折による炎症の影響かそれとも長時間の臥床による筋肉の硬直や関節の拘縮かはわからないので，初期は，背部，腰部への施術時間を短めにする．

Point 2

　筋収縮が行われないと，1週間で10〜15％の筋力が低下し，高齢者では2週間の床上安静で筋力が20％も低下する．また，便秘，関節の拘縮，骨萎縮，心機能低下，起立性低血圧，誤嚥性肺炎，せん妄，うつ，末梢神経障害，逆流性食道炎，褥瘡などが起こりやすくなることを理解してアセスメントを行う．

Point 3

　匂いがわからない場合でも，家族の話などで患者の好きな香りやなじみのある香りがわかれば，できるだけその香り（あるいはそれに近い香り）の精油を取り入れると，緊張感の軽減に役立つ[2]．

Point 4

　家族が家庭でのアロマケアを望んでいる場合は，精油の扱い方や注意点について資料などを作成し，簡単に行うことができる方法を指導する．

引用文献

1) 三上杏平：エッセンシャルオイル総覧, 改訂版, フレグランスジャーナル社, 2010.
2) シャーリー・プライスほか：プロフェショナルのためのアロマテラピー第3版, フレグランスジャーナル社, 2009.

（相原 由花）

Case 14 心じゃない！私はからだが痛いのよ

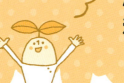

症例

- 46歳，女性
- 不安障害

　教師になり15年ほど経った時にぎっくり腰（急性腰痛症）を患ってから，時々腰に痛みを感じていた．1年前，痛みがひどくなり整形外科を受診するも，筋骨，筋膜には異常がなく，湿布薬を貼り2週間様子を見ることとなった．しかし回復せず，それどころかますます痛みが増強し，腕や肩の痛みも出現した．その後，内臓疾患かと思い内科を受診したが，これという原因は見つからなかった．その後も神経内科，外科，整骨院などを訪れ治療を受けるが，一向に治る気配がなかった．どうしても原因が知りたいと何度も検査を要求した内科の担当医から心療内科を紹介される．

　心療内科医から「不安を感じやすいがために痛みが続いていると思われるが，患者さんは，あくまで器質性の痛みだと心理療法を拒否している」と連絡があった．

　患者は，腰を押さえながら不安そうに眉間にしわを寄せて訪れた．

患者さんとの会話

Ⓐ 歩いてくるのも大変だったでしょう．大丈夫ですか？

Ⓟ もう腰を曲げないと歩けないんです．

Ⓐ それは大変．部屋に上がれますか？　どうお手伝いしたらいいですか？

Ⓟ 大丈夫です，自分の身体は自分でわかりますから．ありがとう．（部屋に上がり，椅子に座る）座っていると少し楽なんですけどね．

Ⓐ クッションを使って楽に座ってくださいね．先生から経過はお聞きしていますが，もしよろしければもう一度詳しく教えていただけますか？

Ⓟ これといった原因は思いつかないが疲れが取れないことが多く，40歳頃から徐々に寝起きに腰の痛みを感じるようになったこと．夫に腰の痛みを訴えても関心を示さず，家事ができないことに文句を言われるこ

「痛みをわかってほしい」という気持ちが相まって強い痛みの表現がなされる．それを気遣うことから始めなければ患者を傷つけてしまうので気をつけよう．

「あなたにはこの痛みはわからない」という気持ちだな．患者さんに体の状態を教えてもらいながらすすめていこう．

と，子供は受験が近づきイライラして母親のことを心配する余裕がないこと，また，自分も夜食をつくったり，塾の送り迎えをしてあげられないことに申し訳なさを感じていることなど，20分かけて話す．

どうしようもない苦痛と一人で戦ってきた方だな．ならばアロマセラピストが味方になろう．

アロマセラピーの実践

🚩 アロマケアの目標

- 短期目標　痛みを抱えた生活を強いられていることを労う．
- 中期目標　痛みへの気持ちの囚われを外し，まずは痛み以外の症状を緩和する．
- 長期目標　痛み以外のことへの関心を広げ，できることを増やしていく．

- 今回の目標　コンサルテーション時に痛みのストーリーを十分に聴く．痛みの存在を前提として，痛みによる体の緊張を緩める．

❇ ヘルスケアアセスメント

執拗に痛みを訴える．家族も当初は患者を労わる言動がみられたが，頻繁に患者が痛みを訴えることに徐々に嫌気がさし，現在，家族は患者の痛みに関心を示さない．医師からも見放されたと考えており，執拗な訴えは，苦痛を感じている自分に関心を向けて欲しいという要求だと思われた．味方のいない寂しさ，不安，そうしたものを香りやタッチで軽減できるようアロマセラピストがしっかり傾聴してかかわる必要がある．

腰椎周辺の筋肉に緊張がみられる．痛みによる睡眠障害もみられ，疲労感が強く表れている．

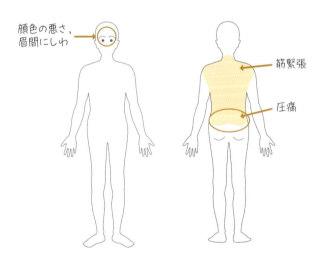

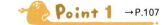
Point 1　→P.107

🍊 今回のアロマオイルとレシピ

患者には，20代でパニック障害，出産後からは不安障害の既往があることがわかった．自尊感情が低く，不安を感じやすいことが痛みに影響している可能性もあり，アロマセラピーの目的を「痛み」を取り除くことに焦点を合わせても改善は難しい．

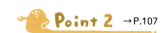

この患者は，自分の身体感覚に対して敏感であるため，小さな刺激でも痛みに変わってしまう．また，自分が納得いかなければ不安が強くなってしまう．そのため濃度を下げ，精油は患者の嗜好性に合わせる．抗不安作用があるローズ・オットー，ラベンダー，サンダルウッド，ジャスミン，ネロリ，カモミール・ローマンの中から選択してもらったところ，ローズ・オットーと真正ラベンダーを選んだため，この2種類をブレンドした．

キャリアオイルにはホホバオイルを選択．0.75%濃度のブレンドオイルを作成した．

オイル	用量	目的	備考
エッセンシャルオイル			
ローズ・オットー	1滴	抗不安，神経性緊張の緩和	代わりにカモミール・ローマンなど
真正ラベンダー	2滴	睡眠改善，ストレス障害の改善	代わりにサンダルウッドなど
キャリアオイル			
ホホバオイル	20mL	保湿，低刺激	代わりにスイート・アーモンドオイルなど

🍊 アロマセラピーマッサージ

初回は患者の話を聴くことに時間をかけ，40分の施術を行う．患者は，不安から施術中も話し続けるが，アロマセラピストは静かに相づちを打つのみにして積極的に会話に応じないようにする．施術のスピードが速いと痛みにつながるため，普段よりゆっくりと行う．特に腰部は圧を緩め，軽いエフルラージをくり返す．回数を経るごとに施術の時間を長くし，60分まで延ばしていく．最終的には，顔を含めた全身の施術を行い，安楽な状態をより長く感じられるようにする．

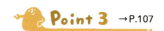

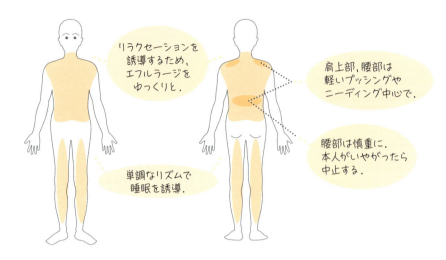

次回以降の留意点

　初回施術中に入眠することはなく，痛みの話をし続ける．施術後の感想を聞くと，「うーん，痛みは変わらないけど」と言うが，次の予約をして帰る．口調は軽快で，明らかに気分は良さそうだが，この時には症状の軽減を表現することはなかった．肩や背中に張りがあったが，腰部には張りはなかった．

　次回のコンサルテーション時に，「数時間は痛みがましだった」と話す．2回目以降も身体症状に焦点を合わせず，アロマセラピーが楽しみになるように香りの選択は本人に任せる．

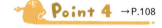

その他

　睡眠を誘導する精油を希望したため，ラベンダーとマンダリンをアロマランプで蒸散することを勧める．

治療経過

　2週間に1回のペースで定期的に6ヵ月間施術を行う．毎回本人が好む香りが変わるが，意向に沿うようにする．濃度は選択する精油の香りの強さによって，1〜2％程度にした．

　2ヵ月を過ぎた頃，「精油は何でもいいです」と自分では選ばなくなったため，心身の状態に合わせてこちらで選ぶことにした．背面の施術中に短時間ではあるが入眠するようになり，少しずつ身体の緊張が緩和しているのがわかる．

3ヵ月を過ぎた頃から，飼っている犬の話や好きなタレントの話をするようになり，苦痛の訴えが減少し始めた．

　4ヵ月が過ぎた頃から，教育熱心な親に育てられたこと，大学時代に失恋をして食欲不振症になり月経が止まったことなどを話す．筋緊張型頭痛がひどくなることがあり，ペパーミントとラベンダー1％濃度で頭の施術を加える．

　6ヵ月後，徐々に痛みの訴えがなくなり，やりたい習い事や観たい舞台などの話が増えていった．医師に漢方薬を処方してもらい飲み始める．施術の頻度を3週間に1回に変更し，継続中．

チェックポイント

Point 1

　筋骨や筋膜に異常がないので，中枢神経の疼痛閾値の低下（ワインドアップ現象）や交感神経系の興奮が影響している可能性がある．ワインドアップ現象は，普段は痛みと感じない程度の身体の異常でも連続的に刺激を与えると次第に痛みに変わっていくこと[3]をいい，中枢が疼痛の感度を増大させてしまう．痛みが出ている状態でくり返し痛み刺激が加わると，次に来る痛みが増幅し，次第に強く，時には広範囲に変化していく．そのため不安を感じやすくなり，怒りっぽくなったり，抑うつになりやすくなるといった傾向がある．焦らず，少しずつ心身の緊張を緩めていくことが大切．

Point 2

　不安障害は，はっきりした理由がないのに不安が起こり，あるいは理由があっても，それと不釣り合いに強く不安が起こり，いつまでも続く不安で不眠，筋緊張，めまいなど身体症状も伴って現れる[4]．何度も同じ質問をすることもあるが，患者が安心できるまでつき合っていくという心づもりをしておくとよい．

Point 3

　伏臥位のときは，アロマセラピストの顔が見えないので不安が高

まり，話を続けようとすることが多い．不安が強いと痛みとして訴えが起こることがあるため，初回に信頼関係が十分図れない場合は，仰臥位だけで上下肢，腹部，胸部，顔，頭に行ってもよい．少し慣れてきたら，伏臥位での背部の施術を提案してみる．

Point 4

心身症の場合は，急いで結果を出そうとしない．また「治らない」「痛みが取れない」といった言葉は常に語られるので，アロマセラピストが身体症状を取り除くことに集中しがちになる．常に中枢神経系の痛み記憶と交感神経の興奮が影響していることを忘れず，目的を誤らないようにする．

引用文献

1) ロバート・ティスランドほか（高山林太郎 訳）：精油の安全性ガイド，上巻，フレグランスジャーナル社，1996.
2) Lis-Balchin M：Aromatherapy science：a guide for healthcare professionals, Pharmaceutical Press, 2006.
3) L. M. Mendell, at el：Presynaptic hyperpolerization：a role for fine afferent fibres. J Physiol, 172 (2)：274-294. 1964.
4) American Psychiatric Association：DSM-5 精神疾患の分類と診断の手引，医学書院，2014.

（相原 由花）

Case 15 いやだ！と言えなくて食べられなくなった

症例

- 34歳，女性　● 身長158 cm　● 神経性食欲不振症

14歳の時，母親の再婚を機に発症．治療を受け，体重は40 kg前半で推移．高校に進学するも不登校が続いていた．何とか卒業し，その後家業を継いでいる男性と付き合うようになり妊娠．21歳で結婚する．22歳で長男を出産し，24歳で長女を出産する．2人の子育てに追われ，また家業の忙しさもあって食事をよく抜くことがあった．次第に食欲がわかなくなり，これまでも何度か無理に食べて嘔吐してしまうことがあった．イライラや不眠もあり，それでも体重は40 kg前後を保っていたが，数ヵ月前から体重減少が顕著となり，月経が止まったため婦人科を受診．その際，神経性食欲不振症と診断され，主治医からは「何かにいらついているようなので，身体をリラックスしてあげてほしい．気持ちがほぐれたら話を聴いてあげてほしい」と依頼を受ける．

患者は厚着をして訪れた．年齢より幼い感じを受けた．

Point 1 →P.114

Point 2 →P.114

患者さんとの会話

Ⓐ こんにちは．先生から「少し休ませてあげてほしい」って伝言がありました．気分はどうですか？

Ⓟ いいですよ．みんなは心配するけど．（ちょっと上目遣い）

Ⓐ アロマセラピーって知っていますか？

Ⓟ 知ってる！　旅行行った時にマッサージしてもらったことがある．やってくれるの？

Ⓐ はい，させていただきますね．香りは好きですか？

Ⓟ 香りによるけど，ローズとかラベンダーとか好き！

Ⓐ 香りはよく使いますか？　香水とか．

> いろいろな人から「食べなさい」と言われているはず．1回目は本人から食事量や食欲について聞かないでおこう．

- P ううん．匂いは母が嫌いだから．
- A お母さまは香りがお嫌いなんですね．
- P うん．母は派手なものはだめだと言う人．だから私は香水とか好きだけど我慢してきた．服もそう．着たい服があっても母がだめだと言ったら着せてもらえなかった．
- A 今もですか？
- P 夫もお義母さんも私には何も買ってくれない．
- A 何も？
- P 内緒で買うと「贅沢して！」と言われる．
- A それはつらいですね．おしゃれしたいでしょう？ 今日は好きな香りを使って施術しましょう．今日はローズとかラベンダーとかを使いましょうか．
- P どんな匂いがあるの？（嬉しそう）
- A （精油箱を開けて）どんな香りがいいかな．興味があるものがあったら教えてくださいね．
- P レモンもいいな……（鼻に近づけるとウンウンとうなずく）
   ローズはどうでしょう．（鼻に近づける）
- P これも悪くないけど，さっきの香り（レモン）のほうが好き！
- A じゃあ，もう一つ果物の香りを増やして混ぜてみましょうか．
   （この間，アロマセラピーや私のことに関心を示し，たくさんの質問をしてくる．できるだけ丁寧に答えていくが，アロマセラピストのプライベートなことには答えないようにする）
- A 今日はレモンとベルガモットにラベンダーを少しだけ入れてみましょう．

自分の欲求が満たされない経験をしてきた人だな．

ケア関係を保つために，ある程度の距離感を保った方がいいな．

アロマセラピーの実践

🚩 アロマケアの目標

| 短期目標 | アロマセラピーへの関心を高め，セラピストとの信頼関係を構築する．
| 中期目標 | 少しずついらだつ気持ちを語れるようにする．
| 長期目標 | 気持ちが安定し，自ら問題解決に向かえるようにする．

| 今回の目標 | 好きな香りで，気持ちの良い体験をする．夜間睡眠を誘導する．

アロマセラピーはあくまで医師の治療の補助として考え，体重の増加を目的にしないように言動に気をつけよう．

Case15 いやだ！と言えなくて食べられなくなった

❋ ヘルスケアアセスメント

この患者の場合に過食嘔吐はみられない．るい痩が強いため，肩甲骨や腸骨，頬骨などの突出が目立ち，臀部の筋肉も少ない．コンサルテーション時も，着替え時も話し続け，落ち着かない行動がみられた．過活動傾向があると思われる．眉間にしわを寄せ，怒った表情で話す．実母を気にする発言が多くみられると同時に「何も助けてくれない」と実母に対する不満も口にする．

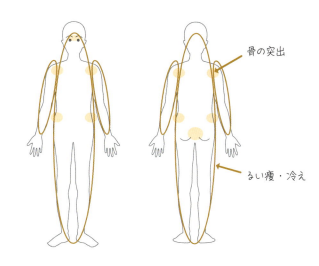
骨の突出
るい痩・冷え

❋ 今回のアロマオイルとレシピ

初回は本人が好きな香りを中心にブレンドし，リラクセーションの体感を目標にする．周りから「食べなさい」と言われることを嫌うため，体重や体型の話はしない．早期に信頼関係をつくる必要があるため，アロマセラピストに対して良い印象をもってもらうよう接する時の言葉や態度に注意する．

濃度は2％でつくり，本人に濃度を確認する．濃いようならベースオイルで薄める．

実母へのアンビバレントな感情が表れている．支配の強い母親か？　それとも母親への愛情欲求か？

オイル	用量	目的	備考
エッセンシャルオイル			
真正ラベンダー	1滴	鎮静,不眠改善	代わりにネロリ，サイプレス，サンダルウッドなど
レモン	4滴	嘔気抑制,食欲不振	代わりにグレープフルーツなど，光毒性に注意する
ベルガモット	3滴	鎮痛,健胃	光毒性に注意する
キャリアオイル			
ホホバオイル	20mL	保湿,低刺激	乾燥が強いようならマカダミアナッツオイルでもよい

❋ アロマセラピーマッサージ

顔，頭を含めた45分のフルボディ施術とした．るい痩により骨が突出し，体の凹凸が顕著なため，施術の際には手が密着できるよう手を柔らかく使い，圧に気をつける．ほとんど眠ることはなく，話かけて

くることが多いが，傾聴に徹する．話をしながら行うと，施術のスピードが速くなるので注意する．ゆっくりとしたスピードやリズムも一定にすることで馴化作用が生まれる．施術中に患者の呼吸が落ち着いていくかどうか表情や息づかいで確認しながら行う．

次回以降の留意点

アロマセラピーマッサージが気持ちよかったと，施術後は子供のようにはしゃぐ．「こんなお姫様のような気分は初めて．とっても気持ちよかった．幸せ．嬉しい．アロマ最高！」と何度も良い感想を少し大げさに伝えようとする．

施術の夜は，少し時間がかかったが数時間眠れたとのこと．今後，行動制限などストレスがたまりやすい治療が始まるため，治療の休息として1週間に1度程度で行うこととなった．

2回以降も体重の話は避け，本人が関心のある話を中心にかかわりをもつ．骨も弱くなっているので圧は軽めに行い，ブレンドオイルを多めに手に取り，滑らすように施術する．リラクセーション効果が高い顔の施術は続ける．

その他

好き嫌いがはっきりしているので，患者との信頼関係を築けなければ施術は続かない．どんな話も行動も受け入れる態度を見せることが大事になる．

支度に時間がかかる患者もいるので，施術時間は余分に確保し，慌てさせないようにする．

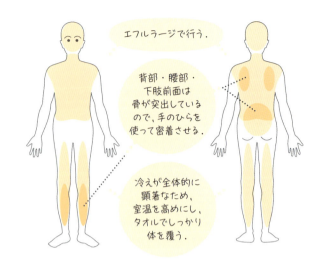

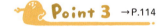

治療経過

回数を重ねるたびに，少しずつではあるが施術中にリラックスする様子がみられた．常に神経が高ぶっており，体の緊張をとりにく

い状態のため，施術中に入眠することはないが，徐々に呼吸が安定していった．3ヵ月たった頃，義母と夫から使用人のように扱われていること，子育てもあり，ほとんど寝る暇なく働いていたことなどを話すようになった．また両親の離婚が悲しかったこと，再婚相手の連れ子に気を遣い，自分に構わない母親が憎かったこと，再婚相手や連れ子がいる実家には二度と帰りたくないことなどを話す．

この頃から「マッサージしてもらうと眠くなる」というようになり，体の緊張が緩和している様子がみられた．

しかし，見舞いに来た夫から，義母が『みっともない，私がいじめているみたいで気分が悪い』と言っていることを聞かされ，泣き叫び病室の私物を投げ始めた．気持ちを落ち着かせるための投薬治療が行われたが，医師の依頼で薬剤が効いてくるまでラベンダーとサンダルウッド1％ブレンドで手腕のアロマセラピーマッサージを行った．次第に落ち着き，泣きながら眠りについた．

夫が来るたびに怒りが表出されたが，医師からは「今まで感情を出せなかった患者にとって大事な過程でもある．感情の揺れに付き合いながら施術を継続してほしい」と指示があり，1週間に1度の施術を続けた．

患者の気分に合った精油を相談しながら選択していった．少し食べては嘔吐することがあり，その場合は，ペパーミント，ジンジャー，レモンなど嘔気止め作用がある精油を加えた．イライラの表出がみられるときには，ラベンダー，オレンジ，ベルガモット，イランイランサンダルウッド，フランキンセンスなどを好みで選択した．

義母に見舞いに行くことを止められていた患者の長男だったが，母親のもとに来て一緒に過ごすことが多くなった．長男が母親にアロマセラピーマッサージをしてあげたいと希望したため，アロマセラピストと一緒に行う．怒りが強く，自分のことが中心だった話の中で子供たちへの気遣いをみせるようになり，少しずつ心に変化が生まれていることがわかった．

さらに4ヵ月後，退院となり，外来受診後に施術を受けることとなった．半年後，離婚話が出たが，子供と別れたくないという夫と共に夫の実家の近くで別居することになり，少量ずつだが食事も摂れるようになった．嘔気・嘔吐が完全になくなったわけではないが，少しずつ笑顔がみられるようになった．

> 幼少期に母親の愛情を感じられなかった患者が，再び夫と義母から愛情を受けられない状況となり，症状が再燃したのかもしれない．触れることによって大事にされる感覚を味わってもらいたい．

> 愛されることを求める患者が，自分の子供から愛情を感じ，少しずつ満たされていったのかもしれない．

チェックポイント

Point 1

　神経性食欲不振症とは，ある時期に始まり3ヵ月以上の食行動の異常がみられ，著しい体重低下が起こる．30歳以下で発症することが多く，体重が増えることへの強い恐怖心がある．体重減少，無月経，徐脈，低血圧，低体温，浮腫を伴う．女性の方が多いが，時に男性例もある．精神疾患を併発していることもある[1]．
　著しい体重減少で命に危険がある場合も多いため，必ず主治医と連絡を取り合いながら医師の治療方針に合わせて進めていく．

Point 2

　るい痩が著しい場合，寒さを強く感じる．室温は高めに設定し，体をカバーするもの（タオルケットなど）は暖かいものにするか多めに使用する．冬であれば毛布などを使う．電気毛布を使う場合は，低温に設定する．アロマセラピストの手を温めておくことも重要．ブレンドオイルをあらかじめ少し温めておくのもよい．

Point 3

　心身症の患者は，まじめで模範的，頑張り屋で人から頼まれるといやと言えない自己犠牲的な傾向が多くみられる[1]．また，良い子とみられるような，あるいは気に入られたいための過剰適応の傾向がある．アロマセラピストは時間の枠を守り，適度な距離をとりながら落ち着いてかかわるよう心がける．

引用文献

1) 桂 戴作ほか編：よくわかる心療内科，金原出版，1997．

（相原 由花）

Case 16 免疫下がっても絶対に入院したくない

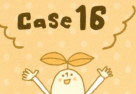

症例

- 48歳, 女性
- 膵頭部癌

化学療法施行中. 昨年から閉塞性黄疸のため胆管ステント留置. 背部の痛みがあったが, 夢だった二世帯住宅の建設中でどうしても検査に行きたくなかった. 2ヵ月後, 痛みを我慢できなくなり相談した友人に説得され, 付き添われて来院. 検査の結果, 膵頭部癌が見つかったため, 化学療法をすることとなった. 新築した自宅から通いたいと外来で化学療法を受けている. すぐに吐き気が起こり, 2週間後に脱毛, 倦怠感, 免疫抑制などの副作用が出現. 中でも白血球の減少が著しく, これ以上低下したら入院しなければならないと医師に言われた. 建てたばかりの家から一日も離れたくない. 少しでも体調を戻して治療を続けたい.

Point 1 →P.119

患者さんとの会話

P どうしても家を離れたくないんです. 夢がやっと叶ったんです.（泣く）

A 家を建てることが夢だったんですね, どんなお家なんですか？

P はい. 家は小さいんですけどね. 隣にけやきの並木があるんです. そこを夫と散歩するのが好きなんです. 昔からの夢だったんです.

A そうなんですね. 素敵なんでしょうねえ.

P すごく気に入ってるんです. 2年もかかってデザインを考えたんです. コツコツ貯金をしてやっと建てたんです. だから免疫を上げたいんです！ 友人に免疫力が上がるアロマがあるって聞いて.

A そうですね, 今日は免疫を高める作用があるといわれている精油を使いますが, 免疫を上げるためには, 心や体の緊張をとってゆったりとすることも大事です. よい香りでゆっくりとオイルマッサージをしていきますので, 少し休んでくださいね. 香りはローズウッドがよいかと思いますが, いかがでしょう？

P いい匂いです. これ好きです.

> 夢が叶ったのに, 病気になるなんて. なんて切ない.

アロマセラピーの実践

🚩 アロマケアの目標

短期目標　心と体の緊張感をとる．

中期目標　治療が継続になる場合は副作用の軽減を図る．治療が中止になった場合は精神的サポートをする．

長期目標　治療後の健康維持．

今回の目標　焦燥感を強く感じているため，心身の緊張を緩和し，休息をとってもらう．

✺ ヘルスケアアセスメント

本日嘔気は治まっているが，投与後には嘔気があり，そのため食欲が低下して水分さえも摂取できない状態であった．便秘と全身倦怠感を訴える．焦燥感が強く，早い口調が印象的．

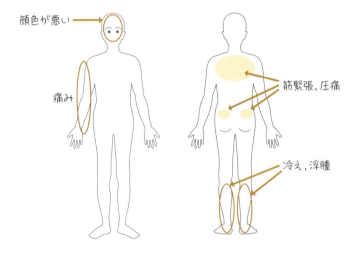

✺ 今回のアロマオイルとレシピ

入院することにも，治療中止になることにも強い不安があり，焦った様子がみられる．患者が希望したように免疫を高め，鎮静効果もあるローズウッドを中心に，同じく鎮静作用のあるプチグレンと抗不安作用のあるローレルリーフ[1]を選択した．

キャリアオイルにはホホバオイルを選択．1％濃度のブレンドオイルを作成した．

オイル	用量	目的	備考
エッセンシャルオイル			
ローズウッド	2滴	免疫強化, 活力向上	代わりにタイムリナロールなど
プチグレン	1滴	鎮静, ストレス軽減	代わりにユーカリ, ラジアタなど
ローレルリーフ	1滴	抗不安, 抗菌	代わりにラベンダーなど
キャリアオイル			
ホホバオイル	20 mL	保湿, 低刺激	代わりにスイート・アーモンドなど

✺ アロマセラピーマッサージ

　気持ちを落ち着かせるためにアロマセラピーマッサージを行うが，化学療法中で体力がないため45分を超えないように施術を行った．施術は2週間に1度，体調をみながら続けることとした．痛みを感じる背中は圧を患者に確認しながら軽めに行い，精神的な落ち着きを取り戻すために，顔・頭の施術も行った．顔・頭は最後に施術し，ベースオイルを加え0.5％程度の濃度に下げて行った．施術中の声かけはできるだけせず，休息できるようにした．

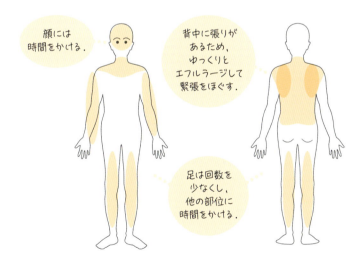

✺ 次回以降の留意点

　初回施術後，「こんなにリラックスできたのは病気になってから初めて．ちょっと病気していることを忘れてしまった」と笑顔がみられる．夫（当時32歳）は転勤が多く，結婚当初（当時20歳）は夫の転勤

先についていくのも楽しかった．しかし，子供が生まれてからは，夫は単身赴任をすることになり，家族揃って生活することがかなわなかった．そのため，夫が定年退職したら自分たちの家をつくり，ゆったりと過ごすことが2人の希望だったと話した．翌日，施術による嘔気やだるさはなく，夜間はいつもより入眠が早かったと連絡があった．

2回目も化学療法の副作用が落ち着いた頃に行うこととした．少しずつ気持ちが落ち着いたら，次の治療に希望がもてるように気分を高める精油も加えていく．

その他

体調によって受け入れられる香りの種類や濃度が変わるため，毎回確認して行う．

治療経過

徐々に白血球の増加がみられた．表情も明るくなり雄弁になった．付き添ってくる夫も「妻が明るくなり，週の後半は散歩にも出かけるようになった」と嬉しそうに話す．気分の高まりに合わせて精油はローレルをラベンダーに，プチグレンをオレンジ・スイートに変えた．医師に相談しながら，有効な健康食品も摂取するようになり，味覚障害やだるさは残るものの治療を乗り越える自信がついたと話す．

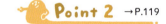 Point 2 →P.119

今後もしびれや皮膚障害など新しい副作用が出る可能性があるため，毎回注意深く体調を聞き，無理のないように施術を行った．その後，頭痛と軽度のしびれが現れたため，ペパーミントを加え，しびれのある指先はなでるように施術し，落ち着くという顔や頭は毎回行った．化学療法終了と同時にアロマセラピーマッサージも終了となった．

2ヵ月後，化学療法室で知り合った同じ病名の方が再発をしたと聞き，不安で眠れなくなり，再びアロマセラピーマッサージを開始する．気分の安定のため，ネロリ，マンダリン，サンダルウッドなどを1％でブレンドして不安の軽減と睡眠改善を行った．徐々に不安が軽減し，家族と散歩に出かけるようになった．

チェックポイント

Point 1

抗がん薬は，がん細胞の正常細胞に比較して細胞分裂が早いという特徴をターゲットにして作用するため，がん細胞だけでなく，正常細胞のうちでも細胞分裂の早い細胞（血液をつくり出す骨髄細胞，毛髪細胞，胃腸の粘膜など）にも影響を及ぼす．骨髄抑制は進行すると感染症や出血が起こるため，部屋の加湿を十分に行い，抗菌性，抗ウイルス性の高いユーカリ，ペパーミント，レモングラス，ティートリーなどの精油を蒸散させておく．またけがをさせないように施術後は手のひらや足裏のオイルを十分に拭き取っておく．

Point 2

白血球減少の副作用は，通常2～3週間で回復し始めるため，精油が直接的に効果を示したとはいえず，精油，タッチ，リラクセーション，患者自身の治癒力などさまざまな効果の結果と考える．

引用文献

1）マリア・リス・バルチン（田邉和子ほか監訳）：アロマセラピーサイエンス，フレグランスジャーナル社，2011.

（相原 由花）

Case 17 がんになっても家族を守りたい

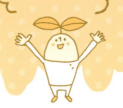

症例

- 68歳, 男性
- 胃癌

妻62歳, 長女34歳 (海外居住), 次女30歳 (同居).

若いときから, ストレスがたまると胃が痛くなった. 胃痛をくり返しているうちに60歳の時に萎縮性胃炎と診断された. 定年退職後, 長女の愛娘が交通事故で急死し, 悲しみから抜け出せぬうちに妻が初期の若年性アルツハイマーと診断された. その間, 胃の痛みは感じていたものの妻の面倒に追われる毎日で受診はしていなかった.

胃の痛みが強くなり, いつもと違う痛みに不安を覚え受診したところ, 進行性胃癌と診断された. すでに肝臓や肺にも転移が認められ, 手術や抗がん剤の効果は望めず, 緩和ケアを受けるように勧められた.

結婚を控えた次女の負担にはなりたくないと入院を避け, 妻の面倒をみながら自宅で療養していく決心をした. 症状が強くなり始め, 投薬治療を提案されたが, 妻の面倒がみられなくなるからと拒み続ける. しかし, 「妻を一人残すことができないから, 一緒に連れて行こうと思う」という発言を訪問看護師が聞き, 主治医の説得により鎮痛薬が開始された. しかし, 十分な量を使うことができないため, とり切れない痛みを抱えている. 次女からの依頼があり, 少しでも痛みが和らぎ, 生きる希望がもてるようアロマセラピーの導入が提案された.

患者さんとの会話

A 初めまして. 娘さんから少し痛みを和らげてあげられないかなと相談があって, やってきました. 私はアロマセラピストのAと言います.
P 薬はいやですよ. 朦朧となったら妻の面倒がみられないから.
A はい, 承知しています. 先生からもそのようにお話をうかがっています. 奥様のお加減はいかがですか?
P 変わらないよ. 僕のことは時々わからないときはあるけど, 僕しかい

> なんて強い意志をもった方なんだろう. 夫や父親として家族を支えることを第一に考えておられる.

ないから.
Ⓐ ならば余計にⓅさんに痛みがあったら大変でしょう.
Ⓟ 痛みがなかったらどんなに楽かと思いますよ.
Ⓐ そうですよね.痛みが少しでも楽になるのが今一番望んでらっしゃることなのかしら.
Ⓟ そうだね.
Ⓐ それなら少しお手伝いできるかもしれません.完全に痛みをとることは難しいですが,アロマセラピーマッサージはとても優しい気持ちのいいマッサージなので,痛みを和らげることはできるかもしれません.いかがでしょう.
Ⓟ 僕はどうしたらいいの？
Ⓐ 少しベッドを貸していただけますか？ ベッドに横になっていただいて,私が30分程度,香りを入れたオイルでゆっくりとマッサージしますので,どうぞ体を預けてください.
Ⓟ 妻は？
Ⓐ ご主人が受けてみて良かったら,その後に奥様にも受けていただきたいと思いますが,いかがでしょう.
Ⓟ じゃあ,僕が先に受けてみるよ.

一人ですべてを抱えようとしている.この方の強い意志を尊重しながら,気をつけてみていく必要があるな.

アロマセラピーの実践

🚩 アロマケアの目標

短期目標 痛みを緩和し,休息する時間をつくる.
中期目標 定期的に施術を行って,心身の安楽を図り,次女の結婚式に出席し,できるだけ妻の側に居られるようにする.
長期目標 安寧な状態で最期を迎えられるようにする.

今回の目標 短時間でもアロマセラピーマッサージの効果を実感していただき,十分な休息の時間をとる.

❇ ヘルスケアアセスメント

　るい痩がみられ,表情が険しい.腹部の痛みのほか,下肢のだるさと腰部の痛みを訴えていた.次女の結婚式は予定通り1ヵ月後に行われることになっており,何とかその時に夫婦そろって出席することが目標と語る.自分が先に逝った時の妻の生活と次女への負担

第2章 実践例で学ぶプロの"ワザ"と"考え方"

が気がかりだと語る．夫，父親としての責任を強く感じていることがわかる．これ以上痛みが強くなる前に十分な量の投薬による緩和ケアを開始する必要があるが，医師の説得に応じるまでアロマセラピーマッサージでできるだけ痛みを緩和することが目標となる．

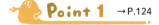

Point 1 →P.124

Point 2 →P.124

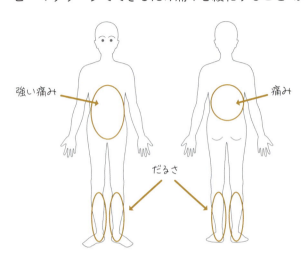

❀ 今回のアロマオイルとレシピ

がん性疼痛を精油の作用だけで緩和することは難しく，タッチの効果も組み合わせて快情動を高め，疼痛刺激を抑制する必要がある．しかし，リラックスを望まないこのケースのような患者の場合，鎮痛作用があるといわれている精油を使用することを伝えることで，施術を受けることに意味づけをすることができる．今回はペパーミント，真正ラベンダー，マジョラム・スイート[1)]をブレンドする．がん患者に対しては体への負担を考え1％とすることが多いが，痛みが強く，精油の効果を期待して濃度は高めにする[2)]．ただし嘔気につながらないよう1.5％とした．

オイル	用量	目的	備考
エッセンシャルオイル			
真正ラベンダー	3滴	鎮痛, 鎮静	代わりにラバンジンなど
ペパーミント	2滴	鎮痛, 疲労感の軽減, 制吐	代わりにレモングラス, ジンジャーなど
マジョラム・スイート	1滴	鎮痛, 便秘改善, 鎮静	代わりにフランキンセンスなど
キャリアオイル			
ホホバオイル	20mL	抗炎症, 低刺激	スイート・アーモンドでもよい

❁ アロマセラピーマッサージ

　タッチのような快情動を高める刺激によって痛覚が低下することが明らかになっており，疼痛緩和に関しては，香り以上にタッチに効果が期待できる[2]．そこで，下肢，上肢，背部，腰部，デコルテに30分程度の軽擦（エフルラージ）を中心とした施術を行う．腹部は揉捏（ニーディング）はせず，しばらく患者の呼吸に合わせてブレンドオイルをつけた両手を軽く腹部に置く（ホールディング）．

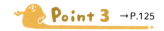

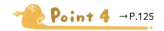

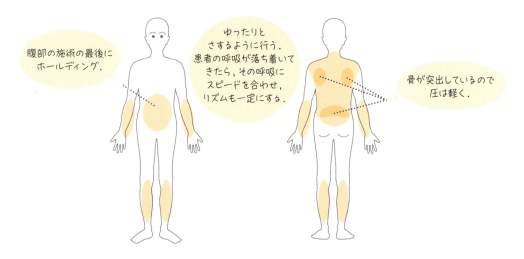

❁ 次回以降の留意点

　香りをゆっくりと嗅ぎながら施術を受ける様子がみられた．途中入眠したが，施術終了と同時に目覚めた．痛みは24時間程度緩和したが，翌日には再び痛みが現れ，3日目には痛みの程度は戻った．そのため1週間に2度の施術を継続することとなった．背部の施術は，伏臥位では難しいため，側臥位か座位で行う．

❁ その他

　次女の疲労感が顕著であったため，ラベンダーを使った足浴方法を教え，寝る前に試すことを勧めた．妻への施術は，妻を守りたいという夫の気持ちを尊重し夫の許可が下りてから行うこととした．

治療経過

施術後2日程度は痛みが緩和するようになり，3週間ほどは笑顔もみられたが，徐々に痛みが強くなり，嘔吐もあり体力も限界となった．長女と次女の説得もあり，モルヒネの使用を受け入れる決意をし，妻を施設に入居させることになった．決意をした翌日の施術中に「悔しい」と涙を流したが「これでいい，もう限界だ．施設の方が妻も安心だ」と話す．

痛みは主観的で，感情，疲労感，孤独感，社会的地位の喪失などの因子によってその感じ方が変化する[3]と言われている．そのため今後は精神的サポートを考える必要がある．精油は本人の好きな香りを中心にラベンダー，オレンジ・スイート，フランキンセンスなど気持ちを穏やかにするものを選択した．

妻は週末だけ自宅で過ごすこととなり，妻と疲れがみられる次女にも施術を行う．次女は自宅で友人らを招いて結婚式を行い，両親に花嫁姿を見せられたことを喜んでいた．夫への施術は亡くなるまで継続した．

チェックポイント

Point 1

患者の生き方を否定するような言動は慎む．父親として夫として，最後まで家族をしっかり支えきりたいという気持ちを理解し，できる限りそれが可能になるようにケアの目的を定めることが必要．

Point 2

終末期患者の痛みは，がんによるものだけでなく，悪液質による倦怠感，呼吸困難感，不安，抑うつ，あるいは関節の拘縮や筋肉の緊張なども関係する症状クラスターであることを理解しておく．心身の状態をよくアセスメントし，安全な部位を優しい圧で行う．

Point 3

施術者は手のひらを患者に密着させ，ゆっくりと軽擦（エフルラージュ）を中心に行う．決して「イタ気持ちいい」といわれるような強い刺激や手の使い方はしない．また話をしながら施術を行うと，気づかないうちに施術スピードが上がってしまうので，できるだけ話をせず行うのが望ましい．特にこの患者は，常に気を張っている状態であり，リラックスできるのは施術中のみと思われる．そのため，できるだけゆったりとできるようセラピストはタッチに集中する．ただし，患者の表情やもれる言葉に注意を向けて，常に観察しながら行う．

Point 4

がんのある部位は強く揉捏（ニーディング）することは危険となる．温かい手をそっと置くだけで十分に快情動は高まる．

引用文献

1) ジェーン・バックル：クリニカル・アロマテラピー第3版，前田和久ほか監訳，フレグランスジャーナル社，2015．
2) 相原由花ほか：終末期ケアを受けるがん患者におけるアロマセラピーマッサージの有効性．日本統合医療学会誌，9：85-93, 2016．
3) Twycross R, et al：トワイクロス先生のがん患者の症状マネジメント，第2版，医学書院，2010．

（相原 由花）

Case 18 子宮を失くしたら私でなくなってしまう

症例

- 42歳，女性　●卵巣がん

　編集の仕事に生きがいを感じ，出版社でバリバリ働いてきた．それなりに恋愛もしてきたが，結婚までには至らなかった．父親は患者が30歳の時，肝臓癌で亡くなり，それからは母親との2人暮らしを支えてきた．高校時代は新聞部に所属し，その時に文章で人の心が動かせる楽しさを知った．大学は迷わず文学部を専攻し，将来は小説家を目指した．しかしなかなか認められず，諦めかけていた時に，地域情報誌の出版社に勤める先輩から来ないかと誘われた．はじめは小説家として売れるまでの腰かけだと思っていたが，情報誌に書いたコラムに感動したと読者から手紙が来るようになり，徐々にこの仕事が好きになっていった．

　40歳になり，健康診断の案内をきっかけに受けてみたところ，卵巣嚢腫が見つかった．病理検査に出したところ，卵巣がんを発症していることがわかり，卵巣と子宮の全摘出術を受けることを勧められた．

　病名を告げられ，説明も冷静に聞いて帰ったが，その後表情が乏しくなり，口数も少なくなり2週間以上強い落ち込みがみられた．心配した母親に連れられ主治医のもとを訪れたが，その表情からうつ病の発症が疑われ，精神科の受診を勧められた．精神科の医師から「病気を知ってかなりショックを受けている．少し様子をみてから薬物治療をしようと思うが，その前にアロマセラピーを試してみてほしい」と紹介になった．

患者さんとの会話

P（暗い顔で席に着くなり泣き始める）

A どうされました？　大丈夫ですか？

P この部屋の匂いが….

A （泣いている間声はかけず，少し泣きやんだタイミングで）部屋の壁紙が香りを吸ってしまうので匂いが自然についてしまうんですよ．おいやじゃないですか？

P いいえ，「香しい」というのはまさしくこういうことですね．

A 気に入ってくださったのなら嬉しいです．

P いい感じです．病院はいい匂いはしませんから．

A 本当にそうですね．手術の日は決まりましたか？

P いいえ……（がんの部位を）取ってどうなるのかなと．

A 「どうなるかな」っていうのは？

P 取った方がいいんだろうけれど，取って「私」というものはどうなるのかなと．

A ……（少し待ってから）「私」じゃなくなるような気がするのですか？

P 「私」でなくなってまで生きる必要があるのかなと．

A 「私でなくなる」……ということをもう少し詳しく教えてくれませんか．

P 今は難しい．

A 細かく聞き過ぎましたね，ごめんなさいね．話したくなったらいつでも話してください．じゃあせっかく来ていただいたので好きな香りで施術しますから，少しリラックスしませんか？

P それもいいかもしれない．今はあまり考えたくないから．

A わかりました．私に任せてください．

P お願いします．

書くことを仕事にしている人らしいな．
香しい：上品な香りが穏やかに匂うさま．

治療法があり，この先の希望もあるのになぜここまで深く自分の存在意義を問うんだろう？

少し性急すぎたな．もう少し人間関係をつくってからにしよう．

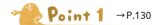

Point 1 →P.130

アロマセラピーの実践

🚩 アロマケアの目標

短期目標 体の緊張を緩め，考えない時間をつくる．

中期目標 思いを吐き出し，楽になって手術に臨めるようにする．

長期目標 手術後の経過をみながら定期的に介入し，心身の安定を図る．

今回の目標 頭に詰まったモヤモヤ感を横に置き，無防備に身体を預け，すべてのことからいったん開放する．

🍊 ヘルスケアアセスメント

泣いたかと思うと今度は投げやりな態度で抽象的なものの言い方をする．特に「私でなくなる」という言葉は，この患者にとっての重

要な意味をもつと思われる．それが身体的変化への恐怖なのか，女性性を失うことへの嘆きなのか，仕事や家庭などへの不安なのか，あるいはそれ以外に何か患者の生きる力を削ぐ事柄があるのかこの時点ではわからなかったが，患者が発する一言一言に深い思いが感じられた．

しかし，言葉の解釈を間違えると患者の気持ちを傷つける可能性があるので，表現された言葉を確認しながらゆっくりかかわっていく必要があると思われる．本人の決心がつけば手術となるため，精神的サポートを当面の目的にする．母親の心労にも注意する．

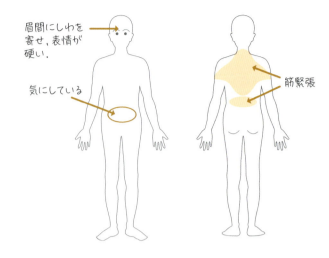

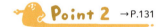
Point 2 →P.131

🍊 今回のアロマオイルとレシピ

身体的苦痛の訴えはないため，精神的サポートを考える．しかし，ただちに抗うつ作用のある精油を選択する必要はないと考え，本人が好む香りを中心に選択する．ただし，女性ホルモンに寄与している可能性があるため，エストロゲン様作用のあるフェンネル，アニシード，クラリセージ，ニアウリは使用しない[1]．

気持ちを落ち着かせ，自分を取り戻せるよう緊張を緩和することを目的とする．ネロリを好んだため，鎮静効果の高いパチュリと真正ラベンダーを加えてブレンドした．今回は一番好んだネロリが際立つようにブレンドした．

オイル	用量	目的	備考
エッセンシャルオイル			
ネロリ	3滴	抗うつ	本人の希望
真正ラベンダー	2滴	鎮静, 不眠改善	カモミール・ローマンでもよい
パチュリ	1滴	鎮静, 抗うつ	ベルガモット，マンダリンなど柑橘系の精油でもよい
キャリアオイル			
ホホバオイル	20 mL	保湿, 低刺激	セントジョーンズワートオイルを10%程度加えてもよい

☀ アロマセラピーマッサージ

腹部以外のところを60分かけて施術する．もし気分が悪くなったり，いやだなと思ったらいつでもやめられることを伝えて始めた．施術は腹臥位で下肢，背部，仰臥位で下肢，上肢，前胸部，顔，頭の順で行った．顔と頭部への施術はベースオイルを加えて濃度を1％に下げ，香りを弱めて行った．施術の最後にそっと下腹部に手を当てた．

顔や頭は鼻が近いため香りの強さで気分が悪くならないよう，また吸収率が高いので香りを弱める．

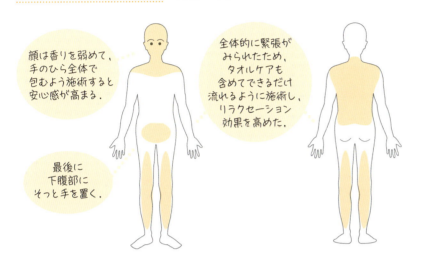

顔は香りを弱めて，手のひら全体で包むよう施術すると安心感が高まる．

全体的に緊張がみられたため，タオルケアも含めてできるだけ流れるように施術し，リラクセーション効果を高めた．

最後に下腹部にそっと手を置く．

☀ 次回以降の留意点

がん告知後の適応障害の場合，2～3週間で気持ちの回復が見られる[2)]と言われている．そのため，3日に1度の施術を4回予定し，施術中の患者の様子を主治医に報告する．

今回の香りが気に入ったようなので，次回からも特に希望がなければこのブレンドで行う．体の緊張が強かったが，顔への施術時に入眠する様子がみられた．次回からも下腹部へは最後に手を当てるだけにし，顔，頭を含めた全身の施術を行う．圧は軽く，密着度を高め，患者の呼吸に合わせてゆったりと行う．

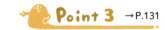

Point 3 →P.131

☀ その他

施術後はぼんやりした様子で椅子に腰かけ，大きなため息をついた．「何か憑き物が取れたって感じ」と言う．温かい飲み物を出し，患者が話し始めたら話すようにして，こちらからは話さず傍にいた．「落ち着く．また来ます」と言って退室される．セルフケアなど患者に負担がかかることは提案しない．

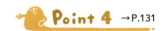

Point 4 →P.131

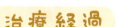

治療経過

2回目の施術時，少し表情の変化はみられたが，晴れやかという状態ではなかった．コンサルテーションを短くし，初回と同じ精油を使い，同じ部位をゆっくりと施術してリラックス状態をつくった．施術後は前回同様に温かいお茶を提供した．

施術後に「まだ結婚もしてないし，子供も産んでないのに！」と号泣した．背中をさすりしばらくすると「すいません，取り乱して」とがんと言われたショックと子宮や卵巣を取らなければならない不安や悔しさを話し始める．ひと通り話をして，「嘆いても結果は一緒なんですけどね．結婚しているわけでも妊娠しているわけでもないですから．でも簡単に『手術しなきゃ』と言われても『はいそうですね』とは言えないんです．なくなるんですよ，私の子宮！ そんなに簡単に……．わかってるけど」とまた流涙する．

3回目の施術前に「母に心配かけたくないからずっと気持ち言えなかったんですけど，このあいだ母と一緒に寝たんです．そうしたら小さい時みたいに腕枕してくれて『女にとって子宮をとることはすごく悲しいことだってわかってる．お母さんもさせたくない．でもあなたは私の大事な大事な娘だから，どんなことがあっても生きてほしい』と言われました．やっぱり手術しなきゃと思いました．不安がないっていったら嘘になりますけど」と言う．気持ちの変化があったため精油の嗜好性を確認すると，すっきりしたものがいいとペパーミント，レモン，ラベンダーを選択した．背部ですでに入眠し，体の緊張が和らぎ，気持ちも落ち着いてきていることが感じられた．

4回目は入院前に行った．施術後「がんばってきます！ 落ち着いたらまた受けに来ます」と力強く話した．

チェックポイント

Point 1

落ち込みが強い場合，うまく整理して話すことも難しく，話すこと自体もつらいことがある．コンサルテーション中に相手に疲れがみられたら話を区切り，施術を始める．体調によってはコンサルテー

ション時にまったく話さないこともあるが，その際も先に施術を行うことで気分の改善がみられ，施術後に話を聞ける場合がある．通常，患者の意思が最優先されるが，何も気力が起こらない患者にとっては「私に任せて」といった言葉が救いになることもある．ただし，病気の治癒への過度な期待にならないように注意する．

Point 2

コミュニケーションには，①場の設定（患者が話しやすい環境をつくる），②聴く技術（相づち，アイコンタクトを含む），③質問する技術（オープンクエスチョン）が必要である[3]．

Point 3

精神的疲労感がある場合は，圧を必要以上にかけず，スピードやリズムを一定にすることによって馴化を起こし，鎮静効果を高めるとよい．

Point 4

アロマセラピーを習得する際，「セルフケアを提案しましょう」と教えられることが多いが，セルフケアを行うためには患者に実施する意思と効果への期待がなければ行うことは難しく，時には患者に課すことが負担にもなるので注意する．この患者は，他者に身をゆだねることだけで精一杯な状態であることから，現段階ではセルフケアは困難であると判断した．

引用文献

1) ジェーン・バックル：クリニカル・アロマテラピー第3版，前田和久ほか監訳，フレグランスジャーナル社，2015.
2) 国立がんセンター東病院 臨床開発センター精神腫瘍学開発部 精神腫瘍科：ストレスと上手に取り組むために，2007.
3) 明智龍男：適応障害の理解とケア―がん医療における適応障害と精神療法．緩和ケア，19：205-209, 2009.

（相原 由花）

Case 19 足がだるい，もう足を取ってくれ！

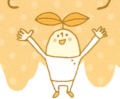

症例

- 70歳，男性
- 肝臓癌，腰椎転移あり

建築会社を経営．大柄で声も大きい．酒が好きでよく同業者や従業員と飲み歩き，お代は全部自分が支払う豪快な性格．その請求額に腰を抜かしたことが何度もあると妻は笑っていた．

10年前に「C型肝炎」と診断されたが，「死ぬ時はしょうがない，喫煙も飲酒も今さらやめられない」と生活を変えずにきた．肝硬変が肝癌に移行し，さまざまな治療を行ったが治療効果がみられず，緩和ケア病棟に入院となった．

皮膚の乾燥とかゆみ，腹水，特に下肢の浮腫によるだるさが強く「どうにもならない．だるくて，だるくて．何とかできないならもう足取ってくれ！」と看護師に強く訴えていた．看護師がさすってみるが，なかなかだるさがとれない．徐々にだるさのために夜間睡眠も十分ではなくなり，昼間にいらだちもみられるようになった．そこでだるさの改善のために紹介となった．

患者さんとの会話

A こんにちは．先生から足がだるいと聞いてきたのですが．

P もうだるくって，だるくって，死にそうだ．

F （Pの妻）だるくって夜寝れないみたいなんです．時々うなる時もあって．だるさがつらいみたいです．

A 看護師さんにさすってもらってどうでしたか？

P さすってもらっているときは楽になる．

F 私もやってるんですけど，その時はいいんだけど，すぐまただるくなって．そうするとご機嫌が悪くなるんです．

A じゃあ，アロマセラピーマッサージをしてみましょうか．香りを入れたオイルマッサージをするのですが，どうでしょう？

> 声が大きい．職人を束ねて現場を仕切ってきた方だな．

> アロマセラピーマッサージで効果が出るかもしれない．

P できることは何でもやってほしいよ．ラベンダーは知ってる．
A ラベンダーは痛みを和らげる作用があるといわれていますので入れましょう．だるさはオイルでマッサージをすると血流が良くなって多少和らぐと思います．ラベンダー以外にこんな香りを入れようと思いますが，どうでしょう？（ゼラニウム，フランキンセンスを提示）
P いいよ．
A ではこれでいきましょう．

> 作用もこの患者にあっているし，知っているラベンダーを入れることで安心するだろう．

Point 1 →P.136

アロマセラピーの実践

🚩 アロマケアの目標

短期目標 だるさを軽減し，睡眠を確保する．
中期目標 病状の悪化とともに出現するさまざまな症状に対応する．
長期目標 最期まで，心身の安寧を図る．

今回の目標 心地よさを体感し，睡眠誘導につなげる．

🍊 ヘルスケアアセスメント

肝臓癌の悪化による腹水が著明で，下肢に強い浮腫がみられる．特に右脚の浮腫が目立つ．薬剤で腹部の張りは少し楽になり嘔吐も治まったが，悪液質や睡眠不足による全身倦怠感が続いており，短時間でも苦痛から解放して睡眠誘導することが必要と思われる．腰椎転移による神経性疼痛があるため，腰の辺りは圧を軽くして行う．

妻に疲れがみられるため，並行して妻へのアロマケアも行う．

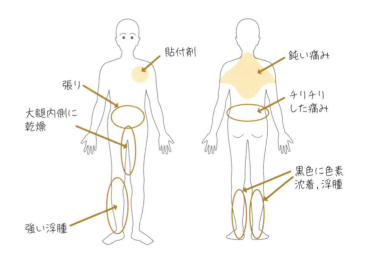

🏵 今回のアロマオイルとレシピ

　倦怠感に対しては，精油よりアロマセラピーマッサージに効果が期待できるため，精油は皮膚の乾燥とかゆみに対してよい作用をもつものを選ぶ．皮脂腺の活性を促すゼラニウム，瘙痒症を抑え，鎮静作用をもつラベンダー，皮膚の乾燥や老化によるトラブルに対して効果があるとされるフランキンセンス[1]を選択する．

　ベースオイルには，保湿作用のあるマカダミアナッツオイルを使用し，1％濃度とする．ビタミンEを多く含むウィートジャームオイルや大豆油を10％ほど加えてもよい．

オイル	用量	目的	備考
エッセンシャルオイル			
真正ラベンダー	3滴	鎮静，抗瘙痒感，保湿	代わりにカモミール・ローマンなど
ゼラニウム	1滴	鎮静，保湿	代わりにパルマローザなど
フランキンセンス	2滴	鎮静，保湿，鎮痛	代わりにサンダルウッド
キャリアオイル			
マカダミアナッツオイル	30 mL	保湿，低刺激	ウィートジャームオイルや大豆油を10％ほど加えてよい

🏵 アロマセラピーマッサージ

　皮膚に強い乾燥があるため，ブレンドオイルを多めに使用し，背部，下肢，上肢を中心に40分程度の施術を行った．背部，腰部は側臥位で行う．腹部は，オイルをさらに多めにとり，ごく軽い圧でゆっくりと時計回りにさする様に行う．

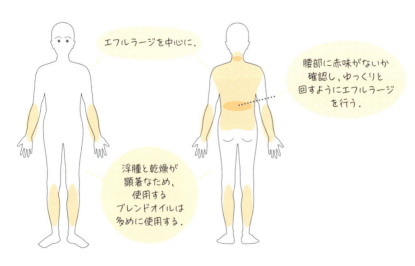

次回以降の留意点

　背部から施術を始める．しばらく背部をゆっくりと回旋しながら軽擦（エフルラージ）を行うと，「気持ちいいもんだな」と言い，閉眼して寝息を立て始める．終了後は「ありがとう，ありがとう．足が軽い！ 痛みもどこかに行っちゃったよ！」と何度も言う．付き添っていた妻からも「とても気持ちよかったみたい．ずっと怒ってたから私もどうしようかと困っていたのよ．また来てください」と申し出があり，終末期でもあることから2日に1回のペースで行うこととなった．

　終末期の場合，浮腫の部位の太さを減らすことが必ずしも施術の目的にはならない．現れているチリチリした神経性の痛みやだるさなどの症状の軽減をし，安楽と睡眠を確保することが重要である．

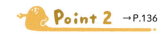

その他

　妻にも疲労感がみられるため，次回から妻へのハンドマッサージを提案する．

治療経過

　2回目も同じ香りを希望したため，ラベンダー，ゼラニウム，フランキンセンスを使用する．施術後はよく眠り，肌もしっとりしていると妻の報告があった．3回目「どうですか？」と尋ねると，「もっと早く知っていたらよかった．あんなつらい思いをしなくてよかったのに．俺は見捨てられたと思った．治療法はないって言われたから．そんなことを言われてどうすればいいんだって思ってた．こんないい方法があるなんて，早く知りたかったよ」と言う．その後も2日に1回の施術を継続．

　疲労がみられる妻にハンドマッサージを提案したところ，膠原病に罹患していること，投薬治療は中止しているが，1日に何度か手足が赤く腫れ，痛みを感じると語った．妻にはラベンダーと抗炎症作用のあるローマンカモミールを加えた1％ブレンドオイルを使用した．

　亡くなる2週間前から呼吸困難を訴えるようになり，ゼラニウムをユーカリ・ラジアタやペパーミントに変更した．側臥位ができなくなってきたため，体の隙間から手を入れ，できるだけ背部や腰部，頸部をさするように施術を行った．施術が終わると表情を緩

め，症状が落ちつくとほほ笑む様子がみられた．

　下顎呼吸が始まり，旅立ちの時が近づいた時には，精油を患者が好きだったフランキンセンス，ラベンダーの0.5％ブレンドに切り替え，デコルテ，顔をゆっくりさすりながら，頭部を優しく撫で，そっと両手で包んだ．

　翌日，静かに旅立たれた．

チェックポイント

Point 1

　香りに関心がある方や知識がある方なら，患者に選択していただくこともよいが，アロマセラピーの経験も知識もない方に「どのような香りがいいですか？」というオープンクエッションで問いかけはしない．特にこの方のように「今すぐ何とかしてほしい」という差し迫った状況の場合は，精油の作用を説明しながらセラピストが選択し，香りの好き嫌いだけを確認するとよい．

Point 2

　強い圧で行うことで浮腫の軽減がみられても，すぐにむくみが戻り，それまでより強いだるさを感じてしまうことがある．軽い圧で少しずつ行い，だるさやしびれなどの不快感の軽減に努める方がよい．

引用文献

1) マリア・リス・バルチン（田邉和子ほか監訳）：アロマセラピーサイエンス，フレグランスジャーナル社，2011．
2) 三上杏平：エッセンシャルオイル総覧，改訂版，フレグランスジャーナル社，2010．

（相原 由花）

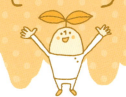

Case20 悲しみを隠して明るくふるまう妻

症例

- 64歳, 男性
- 肺癌末期
- 子供なし

　会社を定年退職し, これからは夫婦で旅行にでも行こうと楽しみにしていた. 以前から出ていた空咳をかぜの初期症状と思い受診したところ, 肺癌の疑いがあると言われた. 精密検査の結果, 肺癌とわかったがどうしても妻を旅行に連れていきたいと思い, 妻には病名を告げず新婚旅行以来の夫婦水入らずの旅行を楽しんだ. 帰国後, 妻に病名を告げ, 抗がん薬治療を開始したが, 治療効果がみられなくなり, 緩和ケアへ移行となった.

　緩和ケア病棟に入院してから妻は毎日訪室し, 明るい声で夫に話しかけていた. 夫も妻がいるとよく話し, いつも笑顔が絶えない病室だった. 夫が望んだり, 良いと思うことは何でもしてあげたいと妻が話していたことから, アロマセラピーマッサージでリラックスするのはどうかと担当看護師が提案し, 導入となった.

患者さんとの会話

P アロマ？ いいねえ. 僕は結構マッサージが好きなんだよ.
A どこかでお受けになりましたか？
P 妻と初めて海外旅行をしたタイで受けたよ. 気持ちよかったねえ.
A それはよかったですねえ.
P いろんな場面を覚えてるよ. いいところだった. ねえ？
F（Pの妻）うん, よかったわあ. あなたはすぐ寝てたからマッサージ覚えてないんじゃない？
P 覚えてるよ. 寝るぐらい気持ちよかったんだよ（笑）
A じゃあ, ちょっとやってみましょうか. どんな香りがいいでしょうかね.
P タイで受けた時は, 何か南国っぽいっていうか, 神秘的な香りだったね.
A ではこんな香りはいかがでしょう？（イランイラン, タイム, グレープ

必ず妻の顔を見ながら話す. 仲の良い夫婦という印象.

フルーツ，ローズマリー・シネオール）
- P いいねえ．南国っぽいよ（笑）
- A ご主人が終わったら，同じ香りで奥様もしますね．
- F わあ，嬉しい．

明るくふるまっておられるが，無理をしていないだろうか．

アロマセラピーの実践

🚩 アロマケアの目標

| 短期目標 | 大切な思い出を回想しながら，楽しい気分をつくる．
| 中期目標 | 定期的な介入によって，夫婦の新たなよい思い出を増やす．
| 長期目標 | 夫の安寧を保ち，妻の心身の健康維持を図る．

| 今回の目標 | 思い出に合った香りを使って，夫婦の楽しい時間をつくる．

✿ ヘルスケアアセスメント

夫は時々痰が絡んだ咳をするが，痛みや呼吸困難の訴えはなく，睡眠もとれており身体症状は安定している．呼吸数は25回/分程度と少し速い．だるさは多少あるものの「こんなものだと思うから大丈夫」と強く訴えることはない．朝から夕方まで妻がそばにいて，身の回りの世話をしている．一方，夫は看病している妻の疲れを心配して「家でゆっくりしなさい」と言うが，妻は「大丈夫よ．あなたの顔を見ていた方が元気が出る」と気丈に振る舞う．笑顔をつくり，お互いを気遣いながら毎日を過ごしている．しかし，妻が時々，ぼんやり食堂の窓から外を見ていることがあり，明るく振る舞わなくてはと無理をしているように感じた．

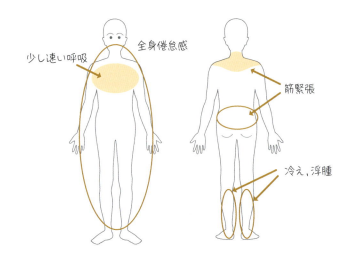

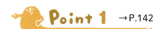
Point 1 →P.142

🍊 今回のアロマオイルとレシピ

患者の症状は安定しているが，夫婦が互いに無理をしながら明るく演じる姿がみられ，感情を抑え込んでいるように感じられた．初回は，明るく振る舞いたいという互いの気遣いを大切にし，思い出の中に記憶されている香りをブレンドする．作用には鎮静，睡眠誘導などをもつものを中心に，咳はあまり出ていないが痰が絡むので，呼吸器のうっ血除去作用のあるローズマリー・シネオールを加える．今後，呼吸困難感が現れ始めたら酸を多く含むユーカリ・ラジアタ，メントールを含むペパーミントなどを選択するようにする[1]．

オイル	用量	目的	備考
エッセンシャルオイル			
イランイラン	1滴	鎮静，β-エンドルフィン刺激	安全性の高い精油だが，高濃度で使用すると嘔気を起こすので，低濃度で
タイム・リナロール	1滴	鎮静，睡眠誘導	香りが強いので少量使用
グレープフルーツ	3滴	気分を高める，疲労感の軽減	レモンでもよい
ローズマリー・シネオール	1滴	鎮静，うっ血除去	
キャリアオイル			
スイート・アーモンド	30 mL	保湿，低刺激	代わりにホホバオイルなど

🍊 アロマセラピーマッサージ

夫は，呼吸困難感はないものの，時々痰が絡むため胸部から始める．片手を肩に手を置き，もう片手で胸部を8の字を描くように，圧迫しないよう軽い圧で行う．抱き枕を抱えるようにし側臥位で，頸部から背部，腰部をゆっくりと軽い圧で軽擦（エフルラージ）を中心に行う．

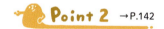 →P.142

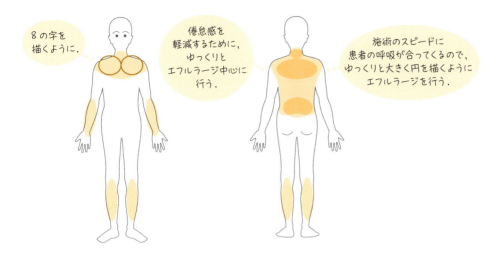

次回以降の留意点

　胸部への施術中に呼吸が落ち着き，しばらくして入眠．ゆっくりとした40分程度の施術を行ったが，翌朝倦怠感が強くなるようなら，時間を短縮する．他者に細かな気遣いをみせる患者は，苦痛があっても我慢をする可能性がある．施術中の身体的変化や言動をよく観察し，施術を継続するかどうかを見極める．

　妻にも同じブレンドオイルで，ハンドマッサージを施行．途中静かに流涙する姿があったが，夫がそばで寝ているため，声を殺して泣いていた．こちらから言葉がけはせず，両腕に施術をした．次回は病室以外の場所で行い，妻に話したい様子がみられた場合は傾聴する．

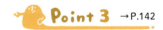

その他

　妻は明るく振る舞っているが疲労感が強いため，妻による夫への施術は，妻が希望しない限りこちらからは勧めない．自宅で妻が不安になったとき，枕や寝室に香らせるようにスプレー（ラベンダー，オレンジ，サイプレス）をつくって渡す．

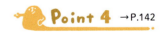

治療経過

2日に1回，軽擦（エフルラージ）中心に30分のアロマセラピーマッサージを開始した．精神的には落ち着いていたため，身体的状態に合わせてその都度精油を選択した．痰や咳が出始めたので去痰作用のあるユーカリ・ラジアタ，フランキンセンスなどは必ず加え，肺に熱感があるときはペパーミント，ラベンダーなども加えながら胸部から施術を行い，背部，頸部，上下肢という順に行った．1ヵ月後，徐々に倦怠感が強くなってきたため，圧は軽めにし，スピードをさらに落として夫の深い呼吸を誘導するように行った．

訪室するたびに妻が「あなた，今日はアロマの日よ！　良かったわね，今日はウキウキね」と明るく迎えてくれる．夫もニコリとほほ笑んでうなずく．

妻にも疲労感を軽減するために，家族室を借りて30分程度のアロマセラピーマッサージを行う．ブレンドは，ローズ，サンダルウッド，ラベンダー，サイプレス，オレンジ，ゆず，カモミール・ローマンなど鎮静効果のある精油のうち3種類の精油を組み合わせ，特に緊張が強いときは胸部，顔面，頭部への施術を行う．流涙するときには，言葉によるコミュニケーションを妻の様子に合わせて調節する．入眠したときには施術後10分程度そのまま見守る．いつも「これでまた元気に主人のところに行けます．ありがとうございます」と夫の病室に帰っていく．

妻も乳癌の既往があることがわかった．腕に若干の浮腫が現れた時には，蜂窩織炎でないか確認後，軽い圧で行うようにした．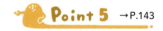

20日後に夫は逝去．妻は「本当はしんどかったのにいつも私を心配させまいと元気に見せてて．主人のそんな姿を見るのがつらかった．でもアロマを受け始めてから本当に主人は幸せそうでした．お陰様で安らかに痛がらずに逝けました．主人は十分がんばったし，これでよかったんだと思うんです」

葬儀後3ヵ月が過ぎ，アロマ外来において妻への施術を開始．夫の最期の時を知るアロマセラピストに夫のこと，犬のこと，旅行のことを話しながら，自らを癒す時間を過ごしている．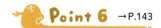

チェックポイント

Point 1

患者のために，悲しんだり，悩んだり，不安に思っていることを悟られないと気丈に振る舞う家族の場合，患者が逝去された後の身体的精神的な疲労度はさらに大きくなる．特に子供がおらず，友人関係も少ない遺族の場合は，患者が生きている間からかかわりをしっかりもっておく必要がある．

Point 2

胸部の施術は，のどに手がかからないように気をつける．手のひらを胸部に密着させながら，肩を包むように8の字を描きながら手をゆっくりと動かすとよい．

Point 3

家族が，患者のそばを離れられない，自分だけ楽になるわけにはいかないといった気持ちがある場合には，病室で患者のあとで行うが，患者に泣くところを見せたくない，患者には言えない気持ちがある場合は，食堂や家族室などでゆっくり行うとよい．話したいことがあれば，必ず傾聴する．

Point 4

家族には，「患者の役に立ちたい」「患者の安楽を守りたい」というニードがある[2]．そのため家族に簡単なアロマセラピーマッサージを教えて，家族が患者に触れられる機会を作り，最期まで深くかかわれるようにすることがある．しかし，それは家族にパワーがある場合に限られ，看病で精一杯な状態の場合やその意思がない場合には決して勧めない．十分な知識と技術を習得したアロマセラピストによって施術が行われ，患者が安楽になることを確認できるだけでも家族のニードは満たすことができる．

Point 5

患者以外の家族が健康とは限らない．患者が存命のうちに家族とかかわりをしっかりもち，家族の体調にも気を配っておくことが必要である．

Point 6

現代は喪の儀式の簡素化や核家族化によって，寂しさを癒す時間がもてないまま日常生活に戻らざるを得ない場合が多く，誰にも話せない心身の疲労感で，遺族の体調が悪くなることがある．一段落ついたらゆっくりと悲しみを癒していく時間が必要となる．逝去後，3〜4ヵ月したら手紙や電話をするとよい．

引用文献

1) 三上杏平：エッセンシャルオイル総覧，改訂版，フレグランスジャーナル社，2010．
2) Hampe SO（中西睦子ほか訳）：病院における終末期患者及び死亡患者の配偶者のニード．看護研究，10：386-397，1997．

（相原 由花）

Case21 最愛の母を失った娘の悲しみ

症例

- 26歳，女性　●グリーフケア

　4ヵ月前に母親をがんで亡くし，葬儀が終わっても会社に出社する気持ちになれず，会社を休職した．母親のことを思うと涙が出てきて，「なぜ私だけ置いていったのか」と何度も天に向かって叫んだ．どこに行く気にもならず，自室にこもり母親の写真ばかりを見ていた．父親が「そんなに泣いてばかりいないで，ちゃんと生活をしよう」と娘を諭すが，「お父さんはさみしくないの？　お母さんもう帰ってこないのよ」と泣くばかりで，再び自室に引きこもってしまった．

　出張が多い父親の代わりに母親はしつけに厳しく，「人に指をさされない娘に育てる」というのが口癖だった．周りからは姉妹みたいな母子と言われ，どんな時も母子は行動を共にしてきた．母親の入院中は泊まり込み，母親の世話はすべて自分で行い，看護師が母親に触ることもいやがったため，清拭や食事介助は娘が行っていた．状態が悪くなると，ほとんど眠らず看病にあたり，「命を助けてほしい」と主治医や看護師に泣いて頼む姿がみられたが，その後母親は急変し，逝去した．

　このままではいけないと父親が母親の主治医に相談をし，とりあえず主治医が娘と話をすることになった．主治医から娘のグリーフケアとしてアロマセラピーが適しているかどうか判断してほしいと依頼があり，アロマセラピストが同席することとなった．

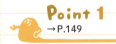
Point 1 →P.149

患者さんとの会話

Ⓓ（母親の主治医）アロマセラピーは知ってる？
Ⓟ 知ってます……．香りですよね．（小さい声で話す）
Ⓓ そうそう．今日は，アロマセラピーであなたのつらさが少しでも楽にならないかなと思って，アロマセラピストの方に来てもらったのね．

一緒に話聞かせてもらっていい？

P（うなずく）

A 初めまして．おつらいところごめんなさいね．少しお話聞かせてくださいね．

P（うなずく）……お母さんのところに行きたいんです．

D お母さんに会いたいんだね．さみしいよね．

> 母親の死は事実として受け止めているんだな．

P さみしい．すごく．なんで私を置いていったの（泣）

D 急に逝ってしまったら，僕もきっと同じ気持ちになると思うよ．泣きたいときは泣いていいからね．

> 最期はどういう話をし，どういう別れ方をしたんだろう．

P（しばらく嗚咽をしながら泣く）

D（泣き止むのを待って）少しお母さんの話をしようか．お母さんは本当によくがんばられたね．

P 母は苦しいって一度も言わなかったんです．

D お母さんはあなたがいると嬉しそうだったもんね．本当にあなたもお母さんのことを思ってがんばったね．

P 一人で行ってしまった……私も一緒に連れて行ってほしかった．もっとしてあげたいことがあったのに．

D どんなことがしてあげたかった？

P 話を聞いてあげたかった．もっと親孝行してあげたかった．

D お母さんとお話したかったんだね．できなかった？

P 最期のほうは何も話せない状態だったから．

D そうか．今度外来でお母さんとどんな話をしたかったか教えてくれない？

P（うなずいてまた流涙）

D アロマセラピーマッサージでもして少し休んでいかない？ 寝てないだろうから，そんなんじゃ体がまいっちゃうよ．お母さんが心配してしまう．（アロマセラピストに向かって）どう，できるかな？

A はい．今日は好きな香りで手と顔のアロマセラピーマッサージをさせていただこうかなと思います．

D 受けてみる？

P（うなずく）

> 疲弊し，意欲減退している状態だ．脱衣をしなくてもできるところから始めよう．

アロマセラピーの実践

🚩 アロマケアの目標

- 短期目標 癒される感覚を味わう．
- 中期目標 母親との思い出や後悔していることを語れる環境をつくる．
- 長期目標 心身のバランスをとり戻し，未来に向かって歩き出せるようになる．

今回の目標 張りつめた気持ちを少し楽にする．

❋ ヘルスケアアセスメント

母親を失った悲しみが深く，悲哀が癒える過程に時間を要すると思われる．母親を失ってまだ4ヵ月ということもあり，正常悲嘆なのか複雑性悲嘆❷なのかを見分けることが難しい状態であるため，しばらく母親の治療中の様子を知る医療スタッフと話をしながら，香りとタッチで少しずつ心身の癒しを提供していく．

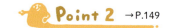

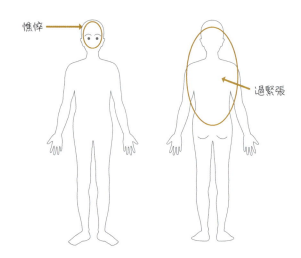

憔悴

過緊張

❋ 今回のアロマオイルとレシピ

娘にとって絶対的な存在であった母親を失い，強い悲嘆の状態が続いている．そのため，気持ちの癒し，抗うつ作用をもつ精油を中心に選択する．この場合，ブレンドをしたら，必ず嗜好を確認する．ショックやストレスのため嗅覚が低下している場合もあるため，嗜好

を確認できなければ使用する香りの名前と香りの特徴を告げるだけでもよい．作用はあえて事前に説明せず，1.5％希釈で行った．精神的興奮を抑えるイランイラン（低濃度にすること），鎮静効果のあるラベンダーやパチュリ，落ち着きをとり戻すサンダルウッド[1]を選択した．ベースオイルに鎮静効果のあるライムブロッサムオイル（浸出油）を加えてもよい[2]．

オイル	用量	目的	備考
エッセンシャルオイル			
イランイラン	1滴	アドレナリン放出抑制，睡眠誘導，抗うつ	代わりにカモミール・ローマンやローズなど
真正ラベンダー	3滴	鎮静，抗不安，睡眠誘導	代わりにクラリセージなど
パチュリ	1滴	抗うつ，鎮静	代わりにベルガモット，ネロリなど
サンダルウッド	1滴	鎮静，保湿，グラウディング	代わりにマジョラム・スイートなど
キャリアオイル			
スイート・アーモンド	20 mL	保湿，低刺激	ライムブロッサム（リンデン）オイルを10％加えてもよい

✤ アロマセラピーマッサージ

ゆっくりと手腕から開始する．手腕，顔面，頭部に30分の施術を行う．慰めるための施術となるため，なるべく包むように手の密着を高め，顔の表情や体の緊張感を観察しながら行う．ヒーリング音楽をかけながら，ゆったりと行う．顔面は，指ではなく手のひらを使って撫でるように行い，押すような刺激のある手技は使わない．頭部の最後は両手で頭を包むようにホールディングを20秒ほど行う．

頭を包むようにホールディング

リラクセーションを誘導するため，エフルラージを．

呼吸に合わせゆっくりと表情を見ながら行う．

Point 3 →P.149

次回以降の留意点

初回の施術が終了したら，必ず次の施術日を決める．この患者の場合，心身の安定がみられるまで1週間に1度以上施術を行うようにした．精油は薬理作用よりも香りの作用を重視し，その日の気分で好きな香りを選んでもらう．その場合は，「どんな香りがよいか」といったオープンクエスチョンではなく，「オレンジかレモンのどちらがいいか」といったように具体的に香りを提示しながら尋ね，選択しやすくする．施術中に流涙することがあっても声はかけずに施術は続ける．母親について話すことがあれば傾聴する．

徐々に施術時間や施術部位を広げていくが，施術時間は最長60分とする．

Point 4 →P.150

Point 5 →P.150

その他

口数が少なく表情が乏しければ，施術前のコンサルテーションは短くし，施術後に話をする方がよい．投薬治療が必要になる可能性もあるため，毎回医師に様子を報告する．

治療経過

施術前は無表情であったが，施術後には少し柔らかい表情になった．施術前に使用する香りについて説明をしているが覚えていない様子．施術後「この香りは何ですか？」と聞く．残ったブレンドオイルを鼻に近づけ，「香りがわかりますか？」と尋ねると「嗅いだことのない匂い．なんか奥のほうに引き込まれる感じだった．母が夢に出てきた」という．「お母さんはどんなお顔でしたか？」と尋ねると「笑ってました．もう痛くないみたい」と言う．これ以上は母親の話はせず「気持ちいい．このまま寝ていたい」という．1週間後に予約を入れてもらい，必ず会うことを約束する．

その後，1週間から2週間に1度の施術を継続する．明るい表情で雄弁な日もあるが，まったく話さない日もあり，気分の浮き沈みは続いた．2ヵ月を経過した頃，母親の話をし始める．入院中の母親とのエピソードや幼い頃の思い出を話すこともあるが，父親の話はしない．医師からは睡眠薬を処方され，眠れないときだけ服用するようにと言われていると話す．

4ヵ月目，母親の話をする時に流涙することが少なくなってきた

ことから，少しずつ気分が安定してきていると思われた．この頃から自分で香りを選ぶようになった．好きな香りでスプレー剤を作り，枕やパジャマに軽く振って就寝するようにセルフケアを開始した．特にラベンダーの香りを好み，母親の写真にラベンダーをつけ，身につけるようになった．

　6ヵ月を経過した時，「夢を見たんです．私が真っ暗なところで細い鉄棒の上を歩いていたんです．落ちそうになったら，母が手を持ってくれて『大丈夫だよ』って．母が私を守ってくれているんだとわかりました」と明るい表情で話をする．父親に対しても「父が嫌いでした．私に関心がないと小さい頃から思っていたんです．でも母が亡くなってから，そばにいつもいてくれて，夢を見たと話したら『母さんにそんなに会いたかったんだな．母さんはそばにいるから大丈夫だ，父さんもいるから』って言って一緒に泣いてくれたんです」と話す．この後，本人が好むベルガモット，レモン，オレンジなど柑橘系の精油を中心にブレンドし，全身の施術を定期的に続けた．7ヵ月を経過した時，時短で会社に復帰した．

チェックポイント

Point 1

　悲嘆（grief：グリーフ）とは，喪失に対する嘆き，悲しみ，怒りといった心理的反応，落ち着かない，流涙といった行動的反応，睡眠障害，免疫低下などの身体的反応などのさまざまな情緒的反応をいう[3]．

Point 2

　複雑性悲嘆とは，悲嘆の持続時間が極端に長い，抑圧された悲嘆がある，うつ病やパニック発作などと同じような症状があるなど程度や期間が過度な悲嘆をいう[3]．

Point 3

　速いスピードやテンポは，患者の呼吸を速めてしまうため，施術者もゆっくりとした落ち着いた呼吸を意識して行う．

Point 4

意欲や活動性が低下しているため，帰宅してから電話などで予約を取ることは難しい．そのため，施術後に次の施術日を設定する．また予約をすることで引きこもりを予防する．

Point 5

このケースは，自分の好きな香りを選択することが重要だが，思考が低下している場合は，選択肢があった方が選びやすい．できるだけ負担がないように尋ね方を工夫する．

引用文献

1) マリア・リス・バルチン（田邉和子ほか監訳）：アロマセラピーサイエンス，フレグランスジャーナル社, 2011.
2) レン・プライスほか（ケイ佐藤 訳）：アロマセラピーとマッサージのためのキャリアオイル事典，東京堂出版, 2001.
3) 坂口幸弘：悲嘆学入門―死別の悲しみを学ぶ，昭和堂, 2010.

（相原 由花）

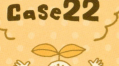

Case 22 忘れっぽくても怒りっぽくても大人の女性

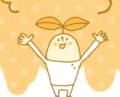

症例

- 87歳，女性
- 認知症

　定年まで教員をし，2人の子供を育てたが，子供を相次いで亡くし，昨年には夫が亡くなった．はじめは気丈に買い物や掃除などをして自立した生活を送っていたが，足の小指を骨折して以来，外出することができなくなった．徐々に部屋の片づけができなくなり，コンロの消し忘れからボヤを出してしまった．幸い大事にはならず，本人にけがはなかったが，担当となった介護支援専門員から一人での暮らしは難しいと介護施設への入居を勧められ，本人も承諾した．しかし最初の施設になじめず，夜中に騒いだり，人にかみついたりすることがあり，認知症患者を受け入れる施設に転居した．スタッフの丁寧な対応により少しずつ行動は落ち着いてきたが，不安から罵声を発したり，夜間の不眠が続いていたため，施設長からの依頼でアロマセラピーマッサージを行うこととなった．

患者さんとの会話

- P 眉間にしわを寄せ，つまらなそうにリビングの椅子に座っている．少しいらついた感じに見える．
- S （スタッフ，P さんに向かって）P さ〜ん，昨日寝れなかったんだよね．ずっとセーター破ろうとしてたもんね．
- A P さん，こんにちは．初めまして．アロマセラピストの A と言います．よろしくお願いいたします．
  色がお白いんですね，おきれいですね．
- P こんにち○÷×▽◆※◎．
- A （スタッフに昨夜の状況を聞く．一睡もせず，車椅子をいじったり，セーターを引っ張って，大きな声を出していたとのこと）P さん，寝てなかったのなら今日は疲れてますね．（手を握ったり，触ったりしながら）こんな風に少しさすらせていただこうかなと思います．痛くない

Point 1 →P.154

目は私の方を見ている．誰かな？という顔．腕をさすりながらニコリを笑いかけるとふっと気持ちを緩めた感じ．

最初だけが理解できる文章だが，そのあとは意味がつながっていない言葉が並ぶな．

第2章　実践例で学ぶプロの"ワザ"と"考え方"

から大丈夫ですよ．終わったらお肌つるんつるんになりますよ．
P（ニコッとする）
A こんないい香り（オレンジを提示）でお肌つるんつるんにしますからね．
P（手の力を緩める）
A（このまま，声をかけながらハンドマッサージを始める）

アロマセラピーの実践

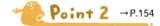

かなり肌の乾燥が著しい．お肌つるつるは理解しているようだ．いつまでも女性は女性なんだな．

🚩 アロマケアの目標

短期目標　アロマセラピーマッサージを心地よいと感じるか，またその後の気分的変化を観察する．

中期目標　気分的変化をみながら，施術をする時間帯を決め，少しずつ慣れていく．

長期目標　定期的に行い，睡眠確保ができるようにする．

今回の目標　親密感を高め，施術後の様子を観察する．

🍊 ヘルスケアアセスメント

何をされるのかと不安に満ちた顔であったが，コミュニケーションをとる間に徐々に眉間のしわがとれ，緊張が緩むのがわかった．左耳の聞こえが悪いため，右耳近くで低い声で話す．速く話したり，長い文章を話すと聞き取れないので返事がない．できるだけ短い文章で，やや大きな声で目を見ながらにこやかに話すと反応がよい．

肌の乾燥が強く，シミも多い．脂肪がなく弾力性がないため，マッサージオイルは多めに使用する必要がある．気持ちをこちらに向けておくために，話しかけながら施術を行う．

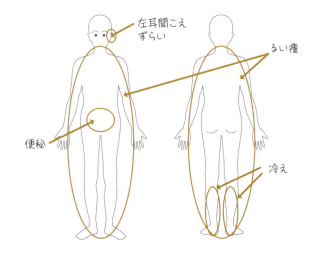

Case22 忘れっぽくても怒りっぽくても大人の女性

🍊 今回のアロマオイルとレシピ

認知症に効果があると報告されているいくつかの精油があるが，この患者は，血圧も高く，不眠もあり，興奮しやすいため，今回は鎮静効果の高いオレンジ・スイート[1]を使う．提示してもいやな顔をしなかったオレンジに気持ちを落ち着けるようサンダルウッドを加えた．

キャリアオイルには，ホホバオイルとスクワランオイルを50％ずつ使用し，高齢のため1％濃度のブレンドオイルを作成した．

オイル	用量	目的	備考
エッセンシャルオイル			
オレンジ・スイート	3滴	鎮静，なじみがある	
サンダルウッド	1滴	鎮静，保湿	代わりにラベンダーもよい
キャリアオイル			
ホホバオイル	10 mL	保湿，循環促進	べたつきを抑え，多めの量で施術を行うため
スクワランオイル	10 mL		

🍊 アロマセラピーマッサージ

今回は，リビングのテーブルを使って15分程度のハンドマッサージを行った．話しかけ，顔の様子を窺いながらすすめていった．右手の途中からニコニコし始め，こちらの言葉にもよく反応する様子がみられた．左手に移った時に歌を歌いだした．歌詞の意味はわからなかったが，気持ちよさそうに高い声で歌っていた．目が合うとニコリと笑う．

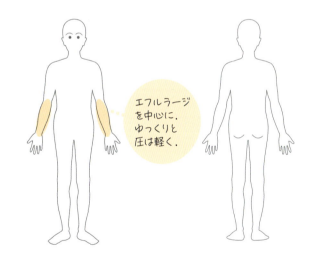

エフルラージを中心に．ゆっくりと圧は軽く．

🍊 次回以降の留意点

歌を歌いだしたことは，気分が良くなったせいなのか，あるいは少し興奮したせいなのかを確認するために，施術終了1時間後に訪室．スタッフのそばでセーターを気にしてはいたが，こちらが「先ほどはありがとうございました．気持ちよかったですか？」と尋ねると「気持ちよかったです．ありがとうござい‥○×÷◆※＃＄」と答

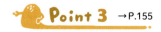

Point 3 →P.155

え，言葉の最後は理解ができなかったが，にっこりとしながらお辞儀をする様子がみられた．その様子から歌を歌いだしたのは，香りやタッチで興奮したのではなく，気分が良くなったのだと判断できた．

その他

施術前より表情に柔らかさがあり，文章も長く話すことができたことに驚いた．定期的に行うことにより，さらに変化をみていく．

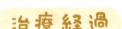

できるだけ香りや気持ちよさを記憶に残すため，次回からも同じ精油の組み合わせで行った．また施術前後に血圧測定をしたところ，高かった血圧が少し低下したことから，このまま鎮静効果の高いブレンドを続けることとした．

2回目以降も，興奮した状態の時もあったが，正面からにこやかに，ゆっくりゆっくり声かけをすると，時間はかかるが最後には笑顔でうなづき，施術の同意が得られた．

スタッフにハンドマッサージの講習を行い，随時必要な時に行えるようにした．その結果，くり返し行う施術によって表情は穏やかになり，少しずつ夜間睡眠の時間が長くなっていった．

 チェックポイント

Point 1

正面からゆっくり声をかけながら近づき，右耳に話しかける．言葉遣いは子供っぽくせず，大人として声をかける．ただし声の高さは低めにする．

Point 2

提示しても香りを判断できないと思ったら，精油はアロマセラピストが選ぶ．高齢者は記憶にない香りを嫌うことがあるため，今回はなじみのあるオレンジやサンダルウッド（白檀）を使用した．

Point 3

どんなに認知の低下があっても，ひとりの大人として，礼儀正しく丁寧に声がけすることが大切である．

引用文献

1) 三上杏平：エッセンシャルオイル総覧 改訂版．フレグランスジャーナル社, 2010.

（相原 由花）

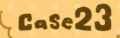

自閉症児と心の距離が近づいた

症例

- 12歳，女児　● 自閉症

単発で単語を発することはできるが，会話をうまく成立させることができず，言語的コミュニケーションが難しい．一人でいることが好きで，人と目を合わせることが苦手である．表情が乏しく，話しかけても聞こえていないような様子であるが，時折「こっちへおいで」という言葉に反応することもあり，言葉が理解できる時もあると思われる．音に過敏であり，苦手な音があるため常に耳栓をして刺激を緩和しているが，緊張によって音への過敏性が増すように思われる．

両親以外から触れられることが苦手で，体をゆらしたり手を振ったりする動きがあり，興奮すると動きが活発になる．いつもと違う慣れない環境に対しては不安を感じて混乱から泣くこともあり，自分の思いと反する好まない状況下では感情のコントロールが難しい．感情の高ぶりによっては他の児童を手で押してしまうこともあるため，気持ちを安定させ，人とのかかわりを学ぶことが必要な段階である．

患者さんとの会話

【初回】

Ⓐ こんにちは．この椅子に座りましょうね．初めまして，お名前はⓅちゃんね？

Ⓟ（セラピストの正面に座らず少し斜めに椅子に腰かけている．無言，うつむいてセラピストの方を見ない）

Ⓐ（ブレンドオイルのボトルをポケットから出す）
これね，いい匂いがするんだよ（セラピストがブレンドオイルを自分の手につけて自ら嗅いでみせる．笑顔で少し大げさに息を大きく吸って，「ああいい匂い〜！」と見せる）
みかんの匂いがするの，Ⓟちゃん，みかん食べたことあるかなあ……

Ⓟ（じっとボトルを見ている，無言）

> 表情が乏しいな．どうやって仲良くなっていこうかな．

> 香りに興味はあるみたいだ．

Ⓐ みかんの色だね，オレンジ色．きれいな色ね．（ブレンドオイルを入れたボトルのキャップの色を指さす）
先生の手につけるよ，つるつるするね，先生の手つるつるになったよ．（手の匂いを嗅いで笑顔で）あ〜いい匂いがする〜！

Ⓟ （セラピストの手を見ている）

Ⓐ Ⓟちゃん匂い嗅いでみて．どんな匂いがするかな？
（表情を確認しながらゆっくり手を近づけていく）

Ⓟ （少し表情が和らぎ，はにかんだように笑う）

Ⓐ いい匂いね．じゃ今度は先生と握手！（ゆっくり手に触れて握手をし触れる感覚への反応をみる）いい匂いのをつけるね．
（ブレンドオイルをつけてゆっくり塗布をする，表情の確認）

香りは受け入れてくれたな．少しずつ近づいていこう．

アロマセラピーの実践

🚩 アロマケアの目標

短期目標 アロマセラピストに慣れ，香りや触覚刺激を受け入れることができる．

中期目標 アロマセラピーを受けることや，セラピストとのかかわりによりさまざまな経験を重ね，その時間を楽しみ，幸福感を得る．

長期目標 アロマセラピーを通じてセラピストとかかわりながら，感情をコントロールし，気持ちを安定させたり，人とのかかわり方を学び成長をする．

今回の目標 香りやふれることを体験する．

🍊 ヘルスケアアセスメント

特に障害の影響による身体症状の問題はないが，月経1〜2日には腹部の不快感があり，つらそうな表情が見受けられ，不機嫌である．

思春期であり，身体が急激に変化する時期であるため，ホルモンバランスも乱れやすい．体調を考慮しながら継続的にアロマセラピーを受けることで，その時々の不調

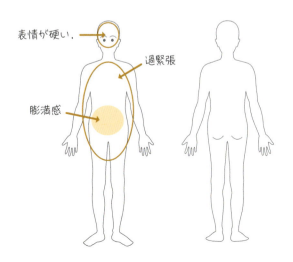

表情が硬い．
過緊張
膨満感

を軽減し，成長過程の心身をサポートすることができると考える．

🍊 今回のアロマオイルとレシピ

　刺激に敏感なため，濃度は1％に下げる．柑橘系の香りを好むが，今回はオレンジより甘みの強いマンダリンを選択する．マンダリンは神経性緊張や不眠に対して効果が期待できる[1]．この場合，グリーンマンダリンより熟した香りのレッドマンダリンの方が良い．

　マンダリンと同じく鎮静効果の高い[1]カモミール・ローマンをブレンドするがマンダリンより強い香りのため，1滴とする．

オイル	用量	目的	備考
エッセンシャルオイル			
マンダリン	3 滴	鎮静	甘い香りで子供が好む
カモミール・ローマン	1 滴	鎮静	甘い香り，皮膚刺激が少ない
キャリアオイル			
ホホバオイル	20 mL	低刺激	

🍊 アロマセラピーマッサージ

　アロマセラピスト自身がアロマセラピーマッサージを受ける様子を見せ，アロマセラピーマッサージが安全なものであるということを示しながら少しずつ触れていく．触れることが不快な感覚ではないか，児童の表情や体動など全体的な様子を確認しながら行っていく．ゆっくりとした心地よい皮膚刺激は，気持ちを安定させる効果が期待できることから，身体や気持ちの状態，触れることに抵抗のない部位を見極め，施術を行う．ゆっくりとした一定のスピード，リズムを保ち，心地よいタッチで触れることを心がける．

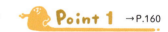

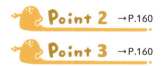

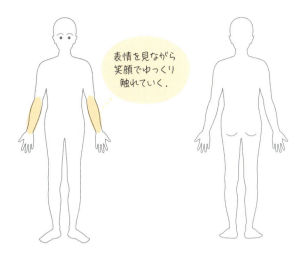

次回以降の留意点

うつむいたままで ではあるが，表情が和らぎ，笑顔も少しみられた．終わってからセラピストにうながされて手についた香りを嗅ぎ，嬉しそうに笑う．言葉で表現をすることができないため，アロマセラピストの言葉をどこまで理解しているかは明らかではないが，アロマセラピストは積極的にできるだけわかりやすい表現で声をかけ，表情や身振り手振りなどノンバーバルな方法でもコミュニケーションを図る ．マッサージを受ける子供の表情や身体の動きなどを観察しながら実施する．嫌そうな様子がみられたら中止する．

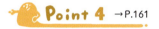

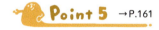

その他

他の刺激が入ると立ち上がったり，落ち着かないこともあるが，それを理解しながらアロマセラピーを受け入れられるタイミングを待つようにする．

治療経過

名前を呼び，アロマセラピストと手をつないで一緒に実施場所に移動していたが，3週間ほどすると名前を呼ぶと自ら歩み寄り，椅子にきちんと座るようになる．アロマセラピストに話しかけることはないが，今日の香りはどうかな〜と問いかけると，「バジル！」「ピンク！」など知っている言葉を話すようになる．表情もまだ乏しく変化は少ないが，アロマセラピストの目を見るようになり，単

語をポツポツ話すようになり，かかわりを持とうという意識が出てきているように感じる．

約2ヵ月後，少しずつ自らアロマセラピストに話すようになる．単語の羅列で内容はわかりにくいこともあるが，一生懸命何かを伝えようとする様子がみられた．

アロマセラピーマッサージを受けることで気持ちは安定しているようで，施術の日に他の子に乱暴な振る舞いをすることは少なくなった．施術中，アロマセラピストの顔を見て笑顔を見せるようになり，施術終了時には手を振って退席するようになる．涙を流しているときもアロマセラピーマッサージに誘うと椅子に座り，泣きながら施術を受けるが，しばらくすると涙が止まり，かすかに笑顔もみられる．

 チェックポイント

Point 1

自閉症児は言葉による表現が難しいことも多いため，表情や身体の動きなどをしっかり見て，子供の思いをくみ取るように努力する．

Point 2

手に触れることが拘束されることと意味づけられている子供もいる．その場合は，足の方に触れることには抵抗がないこともあるため部位を変える．

Point 3

いつもと違うことが起こると不安になることがあるため，毎回同じような施術を同じような流れで行う方がよい．Mテクニック®のような同じ動きをくり返す手技もよい．

※Mテクニック®とはJane Buckle女史により開発され，欧米の多くの医療機関で使用されている．乳児や障害児，重篤な患者の方に対して行うことができるやさしいタッチケア．

Point 4

施術中や施術後に椅子から急に立ち上がったり，歩きまわったりすることもあるが，無理に座らせず，そこで一旦終了とする．

Point 5

セラピストの言葉が理解できない場合もあるので，身振りなどを加えて視覚による理解も試みる．

引用文献

1) マリア・リス・バルチン：アロマセラピーサイエンス，田邉和子監訳ほか，フレグランスジャーナル社，2011．

（相原 由花）

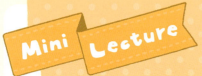

看護とアロマセラピー

 ## 看護における補完代替療法の広がり

　1960年代から1970年代にかけて欧米ではこれまでの積み重ねた経験を基に看護の知識や技術が整理され，新しく看護モデルや看護理論が開発されました．それぞれの理論の中で看護実践を何に基盤を置いて行うかについて，患者のニード，患者とのかかわり，ケアリングといった概念が生まれましたが，今もって議論され続けているほど看護実践は複雑で広範囲におよびます．しかし，どの側面から光をあてるかによって看護実践のあり方は変わっても，患者に安全に安楽と安寧を提供することは基本的な役割であり，それに関して異議はないと思います．

　看護理論やモデルを開発したことにより，看護師は独自で介入をしていくことができるようになり，西洋医学以外のさまざまな療法についてその安全性と有用性について検討されてきました．Snyder（1998）は，安楽や安寧を提供するための手段として，アロマセラピー，イメージ療法，ヒーリングタッチ，バイオフィードバック法など28種類の補完代替療法を「看護における補助的/代替療法」として位置づけ[1]，また，Watson（1999）は，アロマセラピー，音楽療法，アートセラピー，セラピューティック・タッチ，ロルフィングやレイキなどを「看護におけるケアリング・ヒーリング・アート」とし，その重要性を述べています[2]．1995年ミネソタ大学では，「人」がもつ自然治癒力を見過ごしてきたという反省から，全人的（holistic），ケアリング（caring），個別性（individualized），創造性（creative）を基本哲学とする補完代替療法を研究，教育するためのセンターを開設し，音楽療法，アロマセラピー，瞑想，ユーモア，ヒーリングタッチ，ストーリーテリングなどの実践や研究を始めています．現在ミネソタ大学看護学部では，従来の看護に補完代替療法を統合させた"Integrative Nursing"という新しい概念で教育プログラムがつくられ，多くの学生が学んでいます．

　また，看護介入分類法（NIC）には，すでに看護師が独自に実践できる介入方法をとして「アロマセラピー」が記載され，米国40州で看護技術として実践されています．ほかにも「芸術療法」「バイオフィードバック法」「音楽療法」「セラピューティック・タッチ」などがあり[3]，有効な看護介入として期待されています．

補完代替療法を看護とする理由

　看護の手段として，こうした補完代替療法を取り入れる理由としてSnyder（2009）は，①補完代替療法の多くは看護の全人的な考え方に基づいており，看護の理念と一致する，②特に疼痛緩和，緩和ケア，ホスピスケアの領域で，看護師が心地よい，質の高い全人的なケアを提供する際に役立つ[4]と述べており，また荒川と小板橋（2001）は，看護と補完代替療法の共通点に①共に全人的アプローチに基づいてなされている，②主体となるものは常に患者，あるいはクライアントである，③セラピストが担うのは支持的な役割である，④力点を置いているのは健康の維持・増進である，の4点を挙げています[5]．内布（2000）も，相手を全体として捉える，癒し癒される関係性，非侵襲性，相手の力を引き出すという方向性をもつ補完代替療法なら看護としてのケアと矛盾しない[6]と述べています．

　日本がこれから迎える超高齢時代を見据えて，地域医療に重点が置かれてようとしています．そのため「治す医療」だけでは十分ではなく，「支える医療」を多職種連携で実施していく必要があると考えられています．看護においても従来の看護技術だけでは慢性疾患を抱える地域の人々のケアや未病のケアに対応することは難しく，看護介入の手段としてアロマセラピーを含めた補完代替療法の導入が検討されるのは当然の流れと言えます．

　その中でも看護師は，アロマセラピーに対して高い関心を示しています．それは精油の心理的作用，薬理作用，またアロマセラピーマッサージによるタッチの生理的作用によって，症状緩和やQOLの向上をもたらし，患者の自己治癒力を向上させる効果が期待できるからです．すでに1995年の英国王立看護大学の臨床ケア学会誌には，ICUにおけるアロマセラピーを発達させたとして2人の看護師に研究賞（Forum Annual Study）が授与されています[7]．

アロマセラピーの有効性と有用性

　香りとタッチという人の本能的な部分に影響を及ぼす要素をもつアロマセラピーは，すでに緩和ケア科，産婦人科，整形外科，リハビリテーション科をもつ病院やクリニックなどで通常の医療の補完として，また地域看護では，がん，ALSなどの難治性の患者の苦痛緩和やQOLの向上のために，また，認知症患者とのコミュニケーションツールとしても使用され始めています．

　特に多面的で多次元的なケアを行うことが重要であるとされている緩和ケア領域では，アロマセラピーは有効な看護介入だと考えます．以前の研究で，終末期ケアを受ける患者に30分程度のアロマセラピーマッサージを行うことによって，がん患者が抱える疼痛，倦怠感，呼吸困難，不安，抑うつといった症状の緩和がみられる[8]ことがわかりました．

この研究に協力して下さった方たちは，身体症状の出現によって死への不安を強くしたり，治療がないという絶望感の中で，張りつめた緊張感をもって生活をしていました．しかし，アロマセラピーマッサージを受けたあとは緊張感から解放され，不安や痛みを「忘れる」ことができ，睡眠や呼吸なども安定していきました．今後，アロマセラピーマッサージは少しでも良い状態になりたいと願うがん患者の緩和ケアの選択肢の一つになる可能性があると考えられます．

看護師はなぜアロマセラピーを学ぶのか

ではなぜ看護師は，アロマセラピーに関心をもつのでしょうか．以前アロマセラピーを学んでいる20人ほどの看護師にインタビューをしたところ，看護師自身が仕事に忙殺され，自身を見失い，心身の不調を感じたときにアロマセラピーマッサージを受けて，深く癒された経験をもっている方が多いことがわかりました．

看護師の多くは，看護師を志した時から，ベッドサイドで患者のために何かしたい，もっと自らを使って患者を癒したいと思っています．しかし最近は，患者のそばに行く時間をつくれない，事務仕事が増え，本来の看護の仕事に集中できないなどの現状が看護師の意欲を阻むことが少なくありません．本来「癒し人」であるはずの看護師自身が疲れ，余裕のない状態になっていることは重要な問題だと感じています．看護師たちは，定期的にアロマセラピーマッサージを受けることによって自身の心身が回復していくことを実感し，自分が癒された経験からアロマセラピーマッサージを患者に提供できないか，提供できたらどれだけ患者が喜ぶだろう，そんな思いになり本格的に勉強を始めていました．また通常行っている看護では十分ではない，あるいは患者とコミュニケーションがうまくとれないなど自分の看護に不全感をもっている場合にも，看護の質を上げるためにアロマセラピーを学ぶことを選択していました．

看護師が終末期のがん患者に実践するアロマセラピーマッサージについて，山中ら(2009)は，①相手の幸せを希求し最善のケアへの挑戦，②相手を尊重したケア行動，③意識を集中し相手の波長を汲み取る，④アセスメントにより精油を調合，⑤手で身体状態を看ることができる卓越した技，⑥相手の反応に応じたさらなるアセスメント，⑦相手から受けるエネルギー，⑧相手の良好な反応による充実感，⑨症状緩和に関する教育[9]の意味があるとしています．

Buckley (2002) も，アロマセラピーやアロマセラピーマッサージは，看護科学として位置づけることができ，また言語でのかかわりが難しい患者との密接な関係や信頼関係の構築のために緩和ケアのスペシャリストの間で使用されている[10]ことを報告しています．

しかし，現在日本では，アロマセラピーは看護ケアの一つとして位置づけられていると

は言えない状況です．そのような状況の中で，ホスピス・緩和ケア病棟に勤務する看護師907人のうち，43％の看護師がアロマセラピーを実践したことがある[11]と報告されており，それぞれの看護師が独自で学び，手さぐりで看護に落とし込んでいると思われます．

　看護師がアロマセラピーを患者に行う場合，精油の知識と一般的な施術の技術だけでは十分ではありません．アロマセラピーが「患者の健康レベルを少しでも改善できるよう，苦痛を癒し，前向きな闘病生活の姿勢を生み出すような治療的効果を目指そうとする看護治療的アプローチ」[12]にならなければ，看護とは言えなくなります．

　アロマセラピーマッサージを希望する患者は多いと思いますが，本当に患者に施術の必要性があるかどうか，また看護ケアとしての効果が望めるのかどうかを見極めるところから始めなければなりません．誰にでもアロマセラピーマッサージをしていたのでは，それは看護ではなく，単なるサービスになってしまいます．

　看護師であるからこそ，①患者のヘルスケアアセスメントを正確にする，②ケア計画に組み込む，③患者との信頼関係をつくる，④患者に合わせて実践を工夫する，⑤実践後の患者と自身の変化を評価する，という看護手順に沿った方法で行う必要があります[13]．この本を読んでいただき，看護における実践の参考にしていただければと思っています．

 ## 忘れてはいけない癒し人としての心

　本の中の文字では伝えられなかったことがあります．それは癒し人としての「心」です．長く臨床でアロマセラピーを行っていると，つい作業的になってしまいがちです．患者の小さなサインを見逃さず，細やかな配慮をもって施術を工夫し，常に患者の安楽を確認する，その過程のすべてに相手を尊敬し，自分も大切にし，今一緒にいられることへの感謝や喜びを感じられる人でいてほしいと思います．

　マザー・テレサは「いかにいい仕事をしたかよりも，どれだけ心を込めたかです」と言っています．誇りをもてる看護の仕事ですが，どんなに専門性が高くても，どんなにスピードを要求されることがであっても，そこにどれだけ患者を想う，人を想う心を込めているかが大切です．アロマセラピーマッサージで，その心をみなさんの手のひらから患者に伝えてください．きっと患者はその心を静かに深く受け止め，愛に満ちた時間を過ごすことができるでしょう．

引用文献

1) Snyder M, et al：心とからだの調和を生むケア―看護に使う28の補助的/代替療法，へるす出版，1999．
2) Watson J（川野雅資ほか訳）：ワトソン 21世紀の看護論，pp 199-233，日本看護協会出版会，2005．
3) 中木高夫ほか監訳：看護介入分類（NIC）原著第4版，南江堂，2006．
4) スナイダー博士招聘講演実行委員会編：看護における補完代替療法―意義，歴史，新たな挑戦 スナイダー博士からあなたへ，看護の科学社，2009．
5) 荒川唱子ほか編：看護にいかすリラクセーション技法―ホリスティックアプローチ，医学書院，2001．
6) 内布敦子：看護治療の視点と技法―看護は何を，どこまでできるのか？ 看護学雑誌，64：594-597，2000．
7) Buckle J（前田和久ほか監訳）：クリニカル・アロマテラピー，第3版，フレグランスジャーナル社，2015．
8) 相原由花ほか：終末期ケアを受けるがん患者におけるアロマセラピーマッサージの有効性．日本統合医療学会誌，9：85-93，2016．
9) 山中愛子ほか：アロママッサージにより終末期がん患者との間にもたらされるセラピスト看護師の相互作用．日本がん看護学会誌，23：61-69，2009．
10) Buckley J：Massage and aromatherapy massage：nursing art and science. Int J Palliat Nurs, 8：276-280, 2002.
11) 新田紀枝ほか：看護における補完代替医療の現状と問題点―ホスピス・緩和ケア病棟に勤務する看護師の補完代替医療の習得と実施に関する調査から―，日本補完代替医療学会誌，4：23-31，2007．
12) 川嶋みどり：看護の癒し そのアートとサイエンス―看護治療学への道―，看護の科学社，1997．
13) 相原由花ほか：アロマセラピーマッサージを看護師が臨床現場で実践するときに必要なプロセス．兵庫県立大学看護学部・地域ケア開発研究所紀要，23：47-58，2016．

（相原 由花）

著 者 略 歴

今西 二郎（いまにし　じろう）

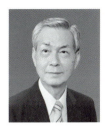

医師，医学博士，漢方専門医，日本医師会認定産業医
京都府立医科大学 名誉教授，明治国際医療大学附属統合医療センター長・教授，一般社団法人統合医療評価認証機構 代表理事，日本感染症学会 名誉会員，日本ハーブ療法研究会 代表世話人，日本アロマセラピー学会 元理事長

- 1971年　京都府立医科大学卒業後，京都府立医科大学附属病院研修医
- 1973～1977年　京都府立医科大学大学院医学研究科（微生物学専攻）
- 1976～1977年　フランス政府給費留学生として，パリ第7大学留学
- 1977年～　京都府立医科大学微生物学教室 助手，講師，助教授
- 1983年　京都府立医科大学微生物学教室 教授
- 2003年　京都府立医科大学大学院医学研究科 教授
- 2010年　京都府立医科大学 名誉教授，明治国際医療大学 教授，明治国際医療大学附属統合医療センター長，現在に至る

相原 由花（あいはら　ゆか）

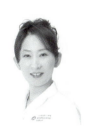

ホリスティックケアプロフェッショナルスクール 学院長，英国ITEC認定アロマセラピスト，看護師，保健師，看護学修士，日本統合医療学会 理事，日本アロマセラピー学会 理事，eBIM（エビデンスに基づく統合医療研究会）理事，日本ホリスティックナーシング研究会 役員，関西医科大学心療内科学講座 研究員

- 三重大学教育学部卒業後，流通業にて社員教育担当
- 2000年　英国ITEC認定アロマセラピスト取得
- 2000年～　関西医科大学心療内科学講座 研究員として実践と研究を開始
- 2006年　兵庫県立大学看護学部入学
- 2009年～　「臨床アロマセラピスト®」を養成するホリスティックケアプロフェショナルスクール設立．病院やクリニックと連携したアロマケアルーム「Life touch」を展開し，統合医療の実践を開始
- 2010年　看護師・保健師取得
- 2012年　神戸市看護大学大学院博士前期課程修了
- 2012年～　兵庫県立大学大学院看護研究科博士後期課程治療看護学専攻

岸田 聡子（きしだ　さとこ）

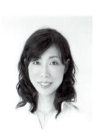

医学博士，鍼灸師，あん摩・マッサージ・指圧師
明治国際医療大学 非常勤講師，山梨県立大学 非常勤講師，京都府立医科大学大学院医学研究科免疫学 研修員，一般社団法人統合医療評価認証機構 理事，日本ハーブ療法研究会 世話人，日本アロマセラピー学会 評議員・同 認定アロマセラピスト，日本補完代替医療学会 幹事，エビデンスに基づく統合医療研究会 評議員

- 2003年　鍼灸師，あん摩・マッサージ・指圧師免許取得
- 2005年　博士（医学）取得（京都府立医科大学）
- 2006年　京都府立医科大学大学院医学研究科免疫学 博士研究員
- 2010年　明治国際医療大学 講師
- 2018年　明治国際医療大学 非常勤講師，現在に至る

索引

シ
シダーウッド ・・・・・・・・・・ 25, 93
ジュニパー ・・・・・・・・・・・・・・ 25
ジュニパー・ベリー ・・・・ 52, 58
真正ラベンダー ・・・・・・ 27, 37, 43,
　　　　63, 71, 76, 93, 99, 105,
　　　　111, 122, 128, 134, 147

ス
スイート・アーモンド ・・・・ 28, 37,
　　48, 52, 63, 67, 71, 76, 139, 147
スクワラン ・・・・・・・・・・・・・・ 153

セ
ゼラニウム ・・・・・・・・・・・・・・ 134
ゼラニウム・ブルボン ・・・・ 25, 32,
　　　　　　　　　　　　37, 48

タ
タイム ・・・・・・・・・・・・・・・・・・ 25
タイム・リナロール ・・・・・・・・ 139

ツ
月見草油 ・・・・・・・・・・・・・・・・ 28

テ
ティートリー ・・・・・・・・・・・・・ 25

ニ
ニアウリ・リナロール ・・・・・・ 25

ネ
ネロリ ・・・・・・・・・・・・・ 25, 128

ハ
パチュリ ・・・・・・・・・・・・ 128, 147

フ
フェンネル ・・・・・・・・・・・・・・ 25
プチグレン ・・・・・・・・・・ 25, 117
フランキンセンス ・・ 26, 37, 63, 134

ヘ
ヘーゼルナッツ ・・・・・・・・・・・ 99
ペパーミント ・・ 26, 37, 43, 76, 122
ヘリクリサム ・・・・・・・・・・・・・ 26
ベルガモット ・・・・・・・・・ 26, 111

ホ
ホホバオイル ・・・・ 32, 43, 58, 93,
　　　105, 111, 117, 122, 128, 153, 158
ホホバワックス ・・・・・・・・・・・ 28

マ
マカダミアナッツ ・・・・・・・・・ 134
マジョラム ・・・・・・・・・・・・・・ 71
マジョラム・スイート ・・ 26, 99, 122
マンダリン ・・・・・・・・・・ 26, 158

メ
メリッサ ・・・・・・・・・・・・・・・・ 26

ユ
ユーカリ・グロブルス ・・・・・・ 26
ユーカリ・ラジアタ ・・・・・・ 27, 93

ラ
ラベンダー・スピカ ・・・・・・・・ 27

レ
レモン ・・・・・・・・・・・・・・ 27, 111
レモングラス ・・・・・・・・・・・・・ 27
レモンユーカリ ・・・・・・・・・・・ 27

ロ
ローズ ・・・・・・・・・・・・・・・・・・ 27
ローズ・オットー ・・・・・・ 48, 105
ローズウッド ・・・・・・ 27, 67, 117
ローズマリー ・・・・・・・・・・・・・ 27
ローズマリー・カンファー ・・・・ 32,
　　　　　　　　　　　　58, 79
ローズマリー・シオネール ・・・・ 139
ローレルリーフ ・・・・・・・・・・・ 117

鎮静 · · · · · · · · · · · · · · · · · · · 97

テ
ティートリー · · · · · · · · · · · 20

ト
疼痛緩和 · · · · · · · · · · · · · · 123
糖尿病 · · · · · · · · · · · · · · · · · 30
塗布 · · · · · · · · · · · · · · · · · · · 19
トリグセリド · · · · · · · · · · · · 15

ニ
臭い · · · · · · · · · · · · · · · · · · · 41
ニーディング · · · · · · · · · · · · 22
入眠困難 · · · · · · · · · · · · · · · 42
妊娠 · · · · · · · · · · · · · · · · · · · 66
認知症 · · · · · · · · · · · · · · · · 151

ノ
脳梗塞 · · · · · · · · · · · · · · · · · 91

ハ
肺がん · · · · · · · · · · · · · · · · 137
バイブレーション · · · · · · · · 23
パーカッション · · · · · · · · · · 22
吐き気 · · · · · · · · · · · · · · · · 115
パッチテスト · · · · · · · · · · · 21

ヒ
冷え · · · · · · 36, 79, 92, 98, 111,
116, 138, 152
悲嘆 · · · · · · · · · · · · · · · · · · 149
疲労軽減 · · · · · · · · · · · · · · · 71

フ
不安 · · · · · · · · · · · · · · · · · · 105
不安軽減 · · · · · · · · · · · · · · · 67
フィトニックス法 · · · · · · · · 10
フェノール · · · · · · · · · · · · · · 7
フェノールエーテル · · · · · · · 7
浮腫 · · · · · · · 31, 36, 52, 67, 79,
92, 98, 116, 133, 138

不妊 · · · · · · · · · · · · · · · · · · · 46
不飽和脂肪酸 · · · · · · · · · · · · 15
不眠 · · · · · · · · · · · · · · · · · · · 57
フリクション · · · · · · · · · · · 21
フレグランス · · · · · · · · · · · · 2
プレッシング · · · · · · · · · · · 22

ヘ
ベースオイル · · · · · · · · · · · 15
ペトリサージュ · · · · · · · · · · 22
便秘 · · · · · · · · · · · · · · · · · · 152

ホ
芳香 · 2
芳香拡散器 · · · · · · · · · · · · · 17
芳香浴 · · · · · · · · · · · · · 12, 17
膨満感 · · · · · · · · · · · · · 98, 157
補完・代替医療 · · · · · · · 2, 162

マ
マッサージ · · · · · · · · · · · · · 20
麻痺 · · · · · · · · · · · · · · · · · · · 91

ム
むくみ · · · · · · · · · · · · · · 30, 51

モ
モノテルペン · · · · · · · · · · · · 4

ヨ
腰痛 · · · · · · · · · · · · · · · 79, 103

ラ
ラクトン · · · · · · · · · · · · · · · · 8
ラビング · · · · · · · · · · · · · · · 21
卵巣がん · · · · · · · · · · · · · · 126
卵巣摘出 · · · · · · · · · · · · · · 126
卵巣嚢腫 · · · · · · · · · · · · · · 126

リ
リハビリ · · · · · · · · · · · · · · · 91
リフレッシュ · · · · · · · · · · · 71

流涎 · · · · · · · · · · · · · · · · · · · 92

ル
るい痩 · · · · · · · 111, 121, 111, 152

レ
冷シップ · · · · · · · · · · · · · · · 19
冷浸法 · · · · · · · · · · · · · · · · · 10

ロ
ロキソニン® · · · · · · · · · · · · 35

●**オイル名索引**●
アプリコットカーネルオイル · · · 28
アボカドオイル · · · · · · · · · · 28

イ
イランイラン · · · · · 24, 139, 147

オ
オリーブオイル · · · · · · · · · · 28
オレンジ・スイート · · · · · 24, 48,
63, 67, 71, 79, 99, 153

カ
カモミール・ジャーマン · · · · · 24
カモミール・ローマン · · · 24, 32,
58, 76, 79, 158

ク
クラリセージ · · · · · · · · · · · 24
グレープシードオイル · · · 28, 79
グレープフルーツ · · · 24, 52, 139

コ
小麦胚芽油 · · · · · · · · · · · · · 28

サ
サイプレス · · · · · · · · · · 24, 52
サンダルウッド · · 24, 93, 147, 153

索引

●一般索引●

ア
圧搾法 · · · · · · · · · · · · · · · · 9
圧痛 · · · · · · 31, 36, 98, 104, 116
圧迫骨折 · · · · · · · · · · · · · · 97
圧迫法 · · · · · · · · · · · · · · · · 22
アルコール · · · · · · · · · · · · · · 5
アルデヒド · · · · · · · · · · · · · · 7
アロマセラピー · · · · · · · · · · · 2
アロマセラピーマッサージ · · · 163
アロマディフューザー · · · · · · 17
アロマバス · · · · · · · · · · · · · 18

イ
胃炎 · · · · · · · · · · · · · · · · · 120
胃がん · · · · · · · · · · · · · · · 120
イソプレン · · · · · · · · · · · · · · 4
痛み · · · · · · · · · 36, 98, 116, 122

ウ
ウインドアップ現象 · · · · · · · 107
うがい · · · · · · · · · · · · · · · · 20
運転 · · · · · · · · · · · · · · · · · · 78

エ
エステル · · · · · · · · · · · · · · · 7
エッセンシャルオイル · · · · 2, 4, 12, 24
エフルラージ · · · · · · · · · · · 21

オ
オキサイド · · · · · · · · · · · · · · 8
温シップ · · · · · · · · · · · · · · 19

カ
介護 · · · · · · · · · · · · · · · · · · 70
介護施設 · · · · · · · · · · · · · · 151
化学療法 · · · · · · · · · · · · · · 115
過緊張 · · · · · 57, 62, 75, 146, 157
肩こり · · · · · · 31, 56, 67, 74, 79
看護 · · · · · · · · · · · · · · · · · 162
看護介入分類法 · · · · · · · · · 162
肝臓がん · · · · · · · · · · · · · · 132
漢方薬 · · · · · · · · · · · · · · · · 35
緩和ケア · · · · · · · · 120, 137, 163

キ
キャリアオイル · · · · · · · · 15, 28
嗅覚経路 · · · · · · · · · · · · · · 11
吸入 · · · · · · · · · · · · · · · · · · 18
強擦法 · · · · · · · · · · · · · · · · 21
筋緊張 · · · 36, 42, 47, 52, 57, 57, 62, 67, 71, 75, 79, 92, 98, 104, 116, 128, 138
緊張緩和 · · · · · · · · · · 43, 62, 68

ク
クマリン · · · · · · · · · · · · · · · 8
グリーフケア · · · · · · · · · · · 144

ケ
軽擦法 · · · · · · · · · · · · · · · · 21
経皮吸収 · · · · · · · · · · · · · · 11
月経前症候群 · · · · · · · · · · · 35
ケトン · · · · · · · · · · · · · · · · 7
ケモタイプ・エッセンシャルオイル · 11

コ
抗がん薬 · · · · · · · · · · · 119, 137
硬結 · · · · · · · · · · · · 57, 71, 75
叩打法 · · · · · · · · · · · · · · · · 22
子育て · · · · · · · · · · · · · · · · 74

シ
色素沈着 · · · · · · · · · · · · · · 133
子宮摘出 · · · · · · · · · · · · · · 126
自閉症 · · · · · · · · · · · · · · · 156
若年性アルツハイマー病 · · · · 120
揉捏法 · · · · · · · · · · · · · · · · 22
終末期 · · · · · · · · · · · · · · · 124
出産 · · · · · · · · · · · · · · · · · · 66
憔悴 · · · · · · · · · · · · · · · · · 146
神経性食欲不振症 · · · · · · · · 109
振顫法 · · · · · · · · · · · · · · · · 23
腎臓病 · · · · · · · · · · · · · · · · 54
振動法 · · · · · · · · · · · · · · · · 23

ス
水蒸気蒸留法 · · · · · · · · · · · · 8
睡眠障害 · · · · · · · · · · · · · · 104
頭痛 · · · · · · · · · · · · · · · · · · 35
ストレス · · · · · · · · · · · 46, 120
ストローキング · · · · · · · · · · 21

セ
清拭 · · · · · · · · · · · · · · · · · · 19
精油 · · · · · · · · · · · · · · · · · · 2
セスキテルペン · · · · · · · · · · · 4
接触皮膚炎 · · · · · · · · · · · · · 12
セルフケア · · · · · · · · · · · · · 82
全身倦怠感 · · · · · · · · · 133, 138

タ
体重減少 · · · · · · · · · · · · · · 109
タポトマン · · · · · · · · · · · · · 22
だるさ · · · · · · · · · · · · 132, 122

チ
抽出 · · · · · · · · · · · · · · · · · · 8
超臨界流体抽出法 · · · · · · · · 10

167

● 一般索引 ●

あ
汗 ······ 9
汗腺 ······ 31, 36, 98, 104, 116
汗の役割 ······ 97
汗の量 ······ 22
アルブミン ······ 5
アルドステロン ······ 7
アンジオテンシン I ······ 163
アンジオテンシン II ······ 17
アンジオテンシン変換酵素 ······ 18

い
胃炎 ······ 120
胃がん ······ 120
胃酸 ······ 36, 98, 116, 122
イヌリンクリアランス ······ 107
うがい ······ 20
運動 ······ 78

え
エタノール ······ 7
エタノールアミン ······ 2, 4, 12, 24
エネルギー ······ 21

か
キャビタイト ······ 8
飢え ······ 19
嗅ぎタバコ ······ 151
嗅覚 ······ 70

き
キャリブタル ······ 15, 28
唾液腺路 ······ 11
吸入 ······ 18
強勢生 ······ 21
勃勃生 ······ 36, 42, 47, 52, 57, 57, 62, 67, 71, 75, 79, 92, 98, 104, 116, 128, 138
筋組織 ······ 43, 62, 68
唾眠時間 ······ 104
水素イオン濃度 ······ 8

く
ストロークボリューム ······ 21
ストレス ······ 46, 120
頭痛 ······ 35

け
消化 ······ 19
月経 ······ 7
接触反応 ······ 4
接触反応 ······ 12
参与体液量 ······ 82
体液 ······ 133, 138

こ
体重減少 ······ 109
タバコン ······ 22
たばこ ······ 132, 122

さ
神出 ······ 8
頸動脈洞反射出圧 ······ 10

し
化学腺液 ······ 115
嚥疫反射 ······ 57, 62, 75, 146, 157
しこり ······ 79
気管が ······ 31, 56, 67, 74, 162
腎臓 ······ 162
甘草がん ······ 132
漢方薬 ······ 35
糖和ウラ ······ 120, 137, 163
キャリブタル ······ 11
唾液腺路 ······ 18
嚥下 ······ 21
咳嚥呼吸 ······ 11
目標物体復帰 ······ 35
ネコ ······ 7
チミチイブ・エネチキイブ ······ 11
クソリン ······ 11
クソリンワーケイ ······ 144

た
抗がん薬 ······ 119, 137
喫煙 ······ 57, 71, 75
肛門路 ······ 22
子宮 ······ 74

ち
地獄ん ······ 5

つ
ホルモン ······ 133
乳素の菓素沢 ······ 8
水素と菓素沢 ······ 104
睡眠時間 ······ 35
頭痛 ······ 120
ストレス ······ 46, 120
ストロークボリューム ······ 21

て
消化 ······ 19
精神 ······ 2
モスチルレン ······ 4
接触反応 ······ 12
接触体反応 ······ 82
参与体液量 ······ 133, 138

と
体重減少 ······ 109
タバコン ······ 22
たばこ ······ 132, 122

な
神出 ······ 8
頸動脈洞反射出圧 ······ 10

●タイトル索引●

あ
アオサギ ······ 97

い
イチゴツナギ ······ 20

う
ウチワドクダミ ······ 28
ウラジロノキ ······ 15

え
エゾニュウ ······ 123
エゾノキヌヤナギ ······ 30
エゾヤマザクラ ······ 19
エゾリンドウ ······ 15

お
オオアマドコロ ······ 22
オオウバユリ ······ 41
オオイタドリ ······ 22
オオハナウド ······ 42
オオバコ ······ 66
オオヤマザクラ ······ 151

か
ガンコウラン ······ 91
かたくり ······ 137
カラフトイバラ ······ 23
カラフトゲンゲ ······ 22
カラフトハナシノブ ······ 115
カラマツソウ ······ 21
カワラマツバ ······ 116, 138, 152
木いちご ······ 149
キハダ ······ 71
クロマメノキ ······ 105
クロユキツゲ ······ 67
クロバナヒキオコシ ······ 10
クロユリ ······ 7
クワノハエノコログサ ······ 7
湿原 ······ 31, 36, 52, 67, 79, 92, 98, 116, 133, 138

サ
サイレンス ······ 24, 52
サンダルウッド ······ 24, 93, 147, 153

し
小峰理香通 ······ 28

す
スグリ ······ 8
スミレ ······ 21

せ
鮮菜がん ······ 126
鮮菜掬出 ······ 126
鮮菜薬選 ······ 126

そ
そびと ······ 91
リンドウ ······ 71

た
タチギボウシ ······ 4

つ
つくも ······ 30, 51

と
登山 ······ 16

な
ナラ ······ 20

に
偽造・代替医療 ······ 2, 162
危険農薬 ······ 98, 157
医薬概容器 ······ 12, 17
発病病 ······ 17
赤毛 ······ 2

ぬ
腰痛 ······ 152
ベルリーン ······ 22
ベースオイル ······ 15

の
ブリジラン ······ 22
フリージス ······ 2
フレミヤン ······ 21
花穂 ······ 57
北海道野菜医療 ······ 15
水選 ······ 46

ル
ぶらい草 ······ 111, 121, 152

ロ
ロキソニン⑧ ······ 35

ト
デュートリー ······ 20

ナ
結核・関節和 ······ 123
鶏胸肉 ······ 30
漢方 ······ 19
ドリカジリ ······ 15

ニ
ニーデバッグ ······ 22

ノ
認知症 ······ 151

ハ
腰掛 ······ 16
バタッション ······ 137
バタレーション ······ 23
バタテジャン ······ 22
叫び出す ······ 115
バクチコス ······ 21

ヒ
冷え ······ 36, 79, 92, 98, 111, 116, 138, 152
荷葉 ······ 149
疲労難破 ······ 71

フ
冷泉薬選 ······ 105
ファイトグスイド ······ 10
フェノー ······ 7
フェノーベーテル ······ 7
湿草 ······ 31, 36, 52, 67, 79, 92, 98, 116, 133, 138

ヘ
ヘリパン ······ 91
リンパン ······ 71

ク
クリケージ ······ 24
グレープシードオイル ······ 28, 79
グレープフルーツ ······ 24, 52, 139

こ
こけもも ······ 79, 103

も
モグジレバン ······ 4

マ
マッサージ ······ 20
捕獲・代替医療 ······ 2, 162

メ
メリツメル ······ 28
メレンジ・スイート ······ 24, 48, 63, 67, 71, 79, 99, 153
メモミール・ジャーマン ······ 24
メモミール・ローマン ······ 24, 32, 58, 76, 79, 158

臨床アロマセラピー
実践例から学ぶプロの技

2019年3月6日　1版1刷　　　　　　©2019

著　者
　今西二郎　　相原由花　　岸田聡子
　いまにしじろう　あいはらゆか　きしだ さとこ

発行者
　株式会社 南山堂　代表者 鈴木幹太
　〒113-0034　東京都文京区湯島4-1-11
　TEL 代表 03-5689-7850　　www.nanzando.com

ISBN 978-4-525-50081-8　　定価（本体2,000円＋税）

[JCOPY]〈（社）出版者著作権管理機構　委託出版物〉
複製を行う場合はそのつど事前に，（社）出版者著作権管理機構（電話 03-5244-5088，
FAX 03-5244-5089，e-mail: info@jcopy.or.jp）の許諾を得るようお願いいたします．

本書の内容を無断で複製することは，著作権法上での例外を除き禁じられています．
また，代行業者等の第三者に依頼してスキャニング，デジタルデータ化を行うことは
認められておりません．